生殖医学

男/科/400/问

主编

尹太郎　李　焕　熊云鹤

长江出版传媒　湖北科学技术出版社

图书在版编目(CIP)数据

生殖医学科普问答：男科 400 问 / 尹太郎，李焕，熊云鹤主编. —
武汉：湖北科学技术出版社，2021.8

ISBN 978-7-5706-0655-9

Ⅰ.①生… Ⅱ.①尹… ②李… ③熊… Ⅲ.①男性－生殖医学－问
题解答 Ⅳ.①R339.2-44

中国版本图书馆 CIP 数据核字(2021)第 130945 号

生殖医学科普问答 ：男科 400 问
SHENGZHI YIXUE KEPU WENDA：NANKE 400 WEN

责任编辑：常　宁　　　　　　　　　　　　封面设计：胡　博

出版发行：湖北科学技术出版社　　　　　电话：027－87679468
地　　址：武汉市雄楚大街 268 号　　　　邮编：430070
　　　　　（湖北出版文化城 B 座 13－14 层）
网　　址：http：//www.hbstp.com.cn

印　　刷：武汉精一佳印刷有限公司　　　　　　　邮编：430300

787×1092　　　　　　1/32　　　　4.5 印张　　　　120 千字
2021 年 8 月第 1 版　　　　　　　　　2021 年 8 月第 1 次印刷
　　　　　　　　　　　　　　　　　　　　　　　　定价：28.00 元

《生殖医学科普问答：男科400问》

编　委　会

主　编　尹太郎　李　焕　熊云鹤

副主编　高　勇　安　庚　刘红海　汤冬冬　丁锦丽
　　　　　包安裕　张　艳　孙金龙

编　委（按姓氏首字母排序）

陈　茜	陈　峪	程　琰	邓　浩	杜　鹏
冯　丹	高志云	何　帆	胡　敏	黄　琴
柯　洁	李　洁	李　维	李　星	李佳楠
李晶晶	李赛姣	李雪瑶	梁启龙	梁杨焕
梁中锟	刘　珺	罗　金	毛　强	毛加明
穆　杨	倪　媛	彭　芳	彭良玉	屈　兵
宋明哲	汤小晗	王　婧	王嘉宇	王天任
魏伊秋	翁治委	吴庚香	吴宗传	席红琳
夏　曦	严思思	杨仁杰	杨一华	易晓芳
张　博	张　锋	张　怡	张赛男	张四林
赵　璟	赵　军	赵庆红	郑艳萍	邹宇洁

前 言
PREFACE

男科学是近年来发展十分迅速的新兴学科,尤其是随着全球范围内男性生育力的下降,以及人们对于生活质量的要求不断提升,男科问题愈发受到大家的重视。然而,由于传统观念的限制,大众对于男科方面的问题经常表现得讳莫如深,羞于谈及,因此,掌握一些基本的男科相关知识,不仅会为选择合适的医疗处理和干预措施提供很好的参考,而且对于自身乃至家庭的健康也至关重要。

在本书的设计、撰写和审校过程中,我们组织了西医男科、中医男科、男科实验室等各个领域的专家,针对男性不育症、男科的相关检查、男性性功能障碍、前列腺疾病以及中医男科学等五个方面系统、全面地阐述了男科常见疾病的病因、临床表现、需要进行的相关检查以及治疗方式等,以期为非男科学专业的医学同行提供一定的临床参考,更重要的是为广大男性群体提供一些必要的男科学知识普及,揭开男科的"神秘面纱",减少一些不必要的焦虑情绪,以及即使出现问题大家也知道如何针对性地寻求医疗帮助。

"丈夫未可轻年少",男科学作为医学领域的新兴学科,虽然发展历史不长,但是在人类生殖健康和幸福生活中扮演的角色越来越重要。希望我们编写的这本书能够提升大家对于男科知识的认知水平,为解决"男"题提供一定的指导!

编者

2021 年 8 月 8 日

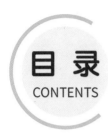

目 录
CONTENTS

一、男性不育 **50** 问

二、男科实验室 *100* 问

三、性功能障碍 **100** 问

四、前列腺 **50** 问

五、中医男科 **100** 问

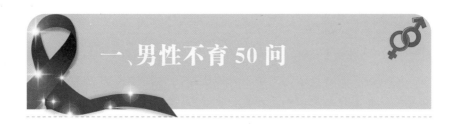

一、男性不育50问

1. 什么是男性不育?

育龄已婚夫妇有正常性生活且未采用任何避孕措施 1 年以上,由男方因素引起的女方未孕称为男性不育。

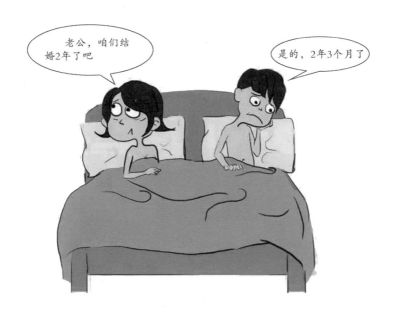

2. 男性不育在不孕不育中的发生率是多少？

流行病学调查显示，不孕不育原因中男方因素占 50% 左右。资料显示，我国育龄夫妇不孕不育的发生率为 12.5%，且呈不断递增趋势，在不孕不育原因中，男、女方单独原因各占 1/3，另 1/3 则是男女双方共同原因或者不明原因。

3. 男性不育按病因分哪几种？

男性不育按病因可分为：睾丸前因素、睾丸性因素、睾丸后因素、特发性不育四种。

4. 男性生育包括哪些主要环节？

男性生育包括以下 5 个主要环节，任何一个环节异常均可导致男性不育。①男性生殖系统的内分泌调节；②精子在睾丸中产生；③精子在附睾中成熟；④精子从男性生殖道排出到女性生殖道内；⑤精子在女性输卵管内与卵子结合受精。

5. 男性不育的常见原因有哪些？

①各种原因，如染色体异常、内分泌疾病、精索静脉曲张、隐睾、附睾睾丸炎等导致的精子异常，包括少精子症、弱精子症、畸形精子症和无精子症等。②严重的性功能障碍，如严重的早泄、勃起功能障碍、逆行射精、不射精症等。

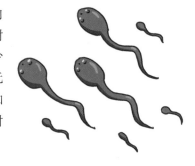

6. 精子异常有哪些主要的类型?

①少精子症;②弱精子症;③畸形精子症;④精液液化不良;⑤精子顶体功能异常;⑥精子 DNA 碎片率过高;⑦抗精子抗体阳性等。

7. 哪些疾病易导致男性不育?

①生殖系统问题:如精索静脉曲张、附睾炎、精囊炎、隐睾、尿道炎、斜疝等。②性功能障碍:包括勃起功能障碍和射精功能障碍。③其他:内分泌性不育(下丘脑-垂体-睾丸轴组成的内分泌调节机制若发生障碍,可导致男性不育)、腮腺炎等。

8. 什么是少精子症?

少精子症指一次射精中精子总数太少或者精子浓度太低,在检验报告单上显示一次射精精子总数 $<39\times10^6$ 个或精子浓度小于 $15\times10^6/mL$。

9. 什么是弱精子症?

弱精子症就是精子活动力差,前向运动精子百分率低,在检验报告单上显示前向运动精子百分率 $<32\%$。

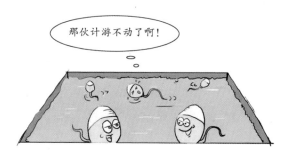

那伙计游不动了啊!

10. 什么是畸形精子症？

畸形精子症就是形态不正常的精子太多，正常形态的精子所占的比例太低，根据《世界卫生组织人类精液检查与处理实验室手册（第五版）》标准，通过严格的精子形态学染色分析，精子正常形态率＜4％即为畸形精子症。

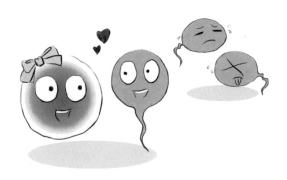

11. 什么是无精子症？

无精子症就是在射出的精液以及射精后的尿液中通过各种方法均找不到精子，分为梗阻性无精子症和非梗阻性无精子症。梗阻性无精子症是指睾丸能够产生精子，但是输送精子的管道被堵塞导致射出的精液里面没有精子；而非梗阻性无精子症患者的输送管道是通畅的，但是睾丸无法产生精子。

12. 什么是隐匿精子症？

根据世界卫生组织的定义，隐匿精子症是指在新鲜精液制备的玻片中没有找到精子，但将精液离心后，可以在离心沉淀中观察到精子。

13. 什么是精液液化不良？

正常情况下，精液在排出体外的瞬间是液体状态的，在射出体外后很快凝固，一般会在 60min 内逐渐液化，将精子从精液中释放出来。若精液超过 60min 不能完全液化，则称为精液液化不良。

14. 什么是精子 DNA 碎片率？

精子 DNA 碎片率是指精子在形成过程中受到有害因素（如氧化应激、吸烟、高温、药物等）影响，使完整的精子 DNA 遭到损伤。DNA 作为人类遗传信息的重要载体，其重要性不言而喻。遗传物质完整性显然对于成功妊娠是至关重要的，DNA 碎片程度反映精子遗传物质的完整性。精子 DNA 碎片率高可能与妊娠率下降、流产风险增加等相关。

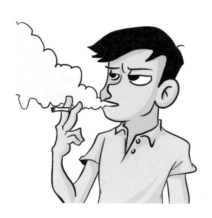

15. 精子 DNA 碎片率对自然生育的影响有哪些？

大量研究表明不育男性的精子 DNA 碎片率明显高于具有正常生

育能力的男性。一般来说正常男性的精子 DNA 碎片率不高于 20%，这一数值超过 30% 说明男性的生育能力可能会降低。并且有研究表明男性高精子 DNA 碎片率与不明原因的复发性流产有关。

16. 少精子症、弱精子症、畸形精子症一定会导致男性不育吗？

少精子症、弱精子症、畸形精子症只代表男性生育力有所降低，也就是通过性交的方式让女性自然怀孕的机会减少，并不代表一定不能生育，还应该结合精子的其他功能以及女方的情况进行综合判断。

17. 精子质量问题，是否可以通过药物治疗来解决？

这取决于造成精子质量低下的病因和程度。病因不明或轻中度的精子异常，如轻中度少精子症、弱精子症、畸形精子症，精子顶体反应异常，精子 DNA 碎片率高等问题，通过药物治疗大部分精子质量低下的问题能够获得改善或治愈。而严重的少精子症、弱精子症、畸形精子，可能要治疗比较长时间才能获得改善，甚至有部分很难恢复正常，需要借助人工授精或试管婴儿等辅助生殖技术获得生育能力。

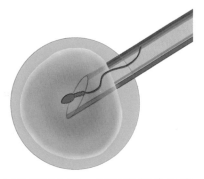

18. 对于精子质量异常患者，药物治疗多久为一个疗程？

成年男性每天都在不断产生新精子。睾丸内的一个精原细胞发育成蝌蚪状的精子，需要 74～76 天。虽然从外观上来看，此时精子已成形，但还不能与卵子结合，它必须在附睾内获能而发育成熟，成熟过程还需要 14～16 天，所以一个精子从产生到发育成熟需要大约 90 天。一个完整的精子发生周期大约是 3 个月，因此治疗精子异常的药物一般以 3 个月为 1 个疗程。

19. 药物治疗精子异常时需要多久复查精液？

在药物治疗过程中，弱精子症的患者可以每个月复查 1 次精液，少精子症、畸形精子症、精子顶体反应异常、精子 DNA 碎片率高的患者可以 2～3 个月复查 1 次。根据精液检查结果及患者的反应来调整用药。如果药物治疗 6 个月或更久，女方仍然没有怀孕，可以考虑借助人工授精或试管婴儿等辅助生殖技术获得生育能力。

20. 精子畸形率高会造成胎儿畸形吗？

胎儿畸形与精子畸形没有必然联系。精子畸形只是形态不正常，影响受精能力，因此，单纯精子畸形率高不会造成胎儿畸形。但是部分畸形精子症患者同时存在精子 DNA 碎片率高、染色体异常等情况，这些伴随的情况有可能造成胎儿异常。

21. 性生活时能射出精液，为什么检查后被诊断为无精子症？

精液和精子是不同的两个概念。精液包括前列腺液、精囊液、睾丸和附睾的液体，以及其他附属性腺分泌的液体，其中来源于睾丸的精子仅占精液的极少部分，类似于鱼和水的关系。如果睾丸不产生精子，或者产生的精子不能排放出来，对精液的量不会产生很大的影响，如同开闸后虽然有水，但水里没有鱼，所以即使性生活时有精液射出，仍然有可能没有精子，而被诊断为无精子症。

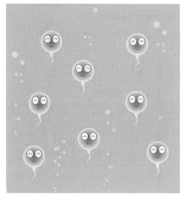

22. 什么是免疫性不育？

免疫性不育是一种由抗精子抗体引起的男性不育。当男性生殖系统隔离精子与血液的血睾屏障被破坏时，精子会接触到血液，免疫系统会对精子的抗原产生免疫反应，产生抗精子抗体。这些抗精子抗体会黏附在精子表面，影响精子的运动和受精能力，甚至造成精子死亡，进而导致男性生育力下降甚至不育。

23. 什么是隐睾？

隐睾，是指男婴出生后单侧或双侧睾丸未降至阴囊，而停留在其正常下降过程中的任何一处（腹腔、腹股沟、阴囊上方或其他部位），阴囊内没有睾丸或仅一侧有睾丸。一般情况下，随着胎儿的生长发育，睾丸自腹膜后腰部开始下降，于后期降入阴囊，如果在下降过程中受到阻碍，就会形成隐睾。

24. 隐睾对男性有哪些危害，应该如何治疗？

隐睾不仅容易引起精子发育障碍和不育，而且容易恶变为睾丸肿瘤。隐睾患者的睾丸肿瘤发病率比正常人高 3～14 倍，其中腹腔内隐睾的恶变率比正常人甚至高 20～35 倍。对于隐睾患儿，1 岁以前，药物治疗有可能使睾丸降入阴囊；1 岁以后，就要行睾丸下降固定术；2 岁以前做手术，生育力一般可保留。因此，手术最好在 2 岁以前完成。

25. 隐睾为什么会引起男性不育？

一般来说，阴囊温度低于人体温度 2～3℃，这种温差正是确保精子产生和成熟的重要条件之一。对于双侧隐睾患者，睾丸所处的环境温度升高，使得睾丸上皮萎缩，可能阻碍精子的产生，导致不育。对于单侧隐睾患者，下降不全的睾丸受不良温差的影响，破坏了血睾屏障，体内因而产生相应的抗精子抗体，将使对侧睾丸产生的精子质量下降，从而导致男性不育。

26. 男性不育患者需要做哪些方面的实验室检查？

首先，男性不育患者需要做精液检查，包括最基本的精液常规分析，如精液量、精液液化时间、精液 pH 值、精子浓度、精子活动力以及精子形态学检查。除此之外，还需要对部分患者的精液进行进一步全面的检查，包括精子顶体反应、精子 DNA 碎片率、抗精子抗体、精浆生化及精液感染性指标等。其次，部分男性不育患者需要做非精液检查，包括性激素检查、抑制素 B 检查、外周血染色体核型分析、生殖系统超声学检查等。

27. 听说腮腺炎会影响生育，是真的吗？

腮腺炎是腮腺炎病毒感染造成的一种炎症性改变。其实不仅少年儿童可能会患腮腺炎，成人也可能会感染。腮腺炎会不会影响生育，最重要的依据是有没有同时患腮腺炎病毒导致的睾丸炎。腮腺炎睾丸炎一般表现为患腮腺炎后 1～2 周内睾丸肿痛，后期睾丸可能会发生萎缩。一般来说，如果没有发生腮腺炎睾丸炎，只是单独的腮腺炎，对于生育基本没有影响，而如果患了腮腺炎睾丸炎，对于生育影响一般较大，可表现为少精子症甚至无精子症。

28. 我们准备做输精管结扎来避孕，万一将来有再生育的打算，还有机会吗？

输精管结扎主要是通过物理的方式使睾丸产生的精子不能排出，以达到避孕的目的。随着显微男科手术的快速发展，即使做过输精管结扎手术，男科医生也可以通过显微镜下输精管吻合术帮助你重新疏通输精管，达到自然怀孕的目的，当然，也可以考虑选择附睾或睾丸穿刺的方式取出精子，做试管婴儿。

29. 我从小就不长胡须，睾丸也很小，会影响生育吗？

这种情况还是需要去医院仔细检查的。一般来说，如果成年男性不长胡须，睾丸很小，首先，需要排查染色体的异常；其次，需要排查低促性腺激素综合征等。这两种疾病都不仅会影响第二性征的发育，同时严重影响睾丸内精子的产生，大多表现为无精子症，也有少部分人精液中有少量的精子。

30. 包皮过长或包茎是否导致男性不育?

一般情况下,包皮过长或包茎不会导致男性不育。但包皮过长或包茎的危害却不能忽视,因为包皮过长或包茎容易引发男性包皮阴茎头炎、包皮溃疡,甚至可能导致阴茎癌变等;同时,也容易造成配偶反复的阴道炎症。

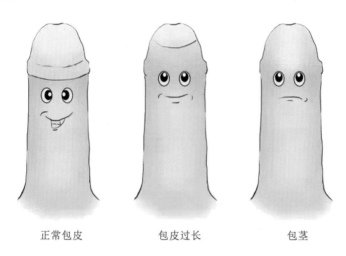

正常包皮　　　　　　包皮过长　　　　　　包茎

31. 对于包皮过长或包茎,一定需要手术治疗吗?

对于严重的包皮过长或包茎,建议尽快行包皮环切术。若婴幼儿期的先天性包茎没有症状,可以不用处理;如有尿频、尿急、尿痛或排尿困难等症状,可尝试翻转、扩张包皮外口,显露阴茎头,清理包皮垢。包茎或包皮外口狭窄的患者强行翻开包皮,可能会出现包皮嵌顿的情况,则需要求助医生,进行手法复位或者包皮环切术。

32. 什么是包皮环切术？

包皮环切术是一个简单的小手术，同时又是一个细致的手术，切除的皮肤要长短适当，过长会导致勃起疼痛，过短又起不到手术效果。主要目的是切除多余的包皮和狭窄的包皮外口，使阴茎头和尿道口显露。包皮环切术包括传统的包皮环切术、背侧切开包皮环切术、袖套式包皮环切术、包皮环套术、包皮吻合器环切术等，需要专业医生根据个体情况选择合适的手术方式。

33. 什么是隐藏阴茎？

隐藏阴茎是阴茎看起来很小、不显眼的一个总称，包括蹼状阴茎、埋藏阴茎、束缚阴茎和小阴茎四大类。隐藏阴茎多需要干预治疗，需要寻求专业医生的诊断和治疗。

34. 什么是精索静脉曲张？

精索静脉曲张是一种血管病变，指男性阴囊中的精索内蔓状静脉丛的异常扩张、伸长和迂曲，严重时可摸到阴囊内有蚯蚓状团块，可导致疼痛不适及进行性睾丸功能减退，是男性不育常见原因之一。

35. 精索静脉曲张会引起男性不育吗？

精索静脉曲张可能会引起精子质量下降和男性性功能障碍，会间接引起男性不育。其引起不育的确切机制尚未完全明确，一般认为可能与睾丸温度升高、局部微循环障碍、活性氧损伤、睾丸内缺氧、肾和肾上腺代谢物反流等因素有关。

36. 临床上精索静脉曲张如何分度？

　　亚临床型精索静脉曲张可通过彩超检查发现，触诊阴性，平静呼吸时精索静脉的最大内径为 1.8～2.1mm，无反流，在瓦尔萨尔瓦动作时有反流，反流时间 1～2s。临床型精索静脉曲张根据曲张的程度分 3 度。①临床型Ⅰ度：触诊无异常，瓦尔萨尔瓦动作时可扪及曲张静脉。②临床型Ⅱ度：阴囊触诊时可扪及曲张静脉。③临床型Ⅲ度：视诊可见曲张静脉团块，阴囊触诊时可扪及明显增大、曲张的静脉团。

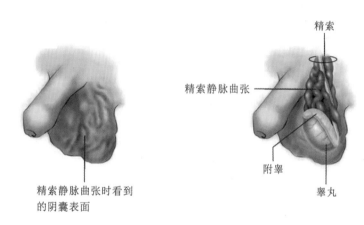

精索静脉曲张时看到的阴囊表面

精索

精索静脉曲张

附睾

睾丸

37. 对于精索静脉曲张，选择何种治疗方法？

　　精索静脉曲张需要治疗时，可选择药物治疗、生活习惯调整等非手术治疗方法及手术治疗。对于亚临床型精索静脉曲张，一般不推荐手术治疗。对于成年临床型精索静脉曲张，应注意积极手术治疗的 3 个条件：①存在不育、精液质量异常、女方生育力正常或者纠正后可恢复；②虽暂时对生育没有要求，但是检查发现精液质量异常或睾酮下降；③会阴阴囊胀痛不适影响生活也考虑手术治疗。

38. 治疗精索静脉曲张的手术方式有哪些?

治疗精索静脉曲张主要的手术方式有:传统经腹股沟途径精索静脉结扎术、经腹膜后途径精索静脉结扎术、经腹股沟下途径精索静脉结扎术、腹腔镜精索静脉高位结扎术、显微镜下精索静脉结扎术等。其中,显微镜手术方法是目前治疗精索静脉曲张的金标准手术方式。

39. 对于男性不育同时有精索静脉曲张的患者,哪种手术方式合适?

对于男性不育同时有精索静脉曲张的患者,手术方式需要医生根据个体情况评估,并没有哪种手术方式较其他手术方式更为优异。无论采用哪种手术方式精索静脉曲张均可能复发,而且存在鞘膜积液、睾丸动脉损伤、精索静脉曲张持续存在等可能。不同医疗单位的人员、设备条件不同,患者也存在个体差异,需要医生根据实际情况选择。

40. 男性不育患者如何选择最好的助孕方式?

对于男性不育患者,要采用降级治疗的原则。首先,通过生育指导、药物治疗和手术治疗尽可能让女方自然怀孕;其次,再考虑人工授精、试管婴儿等辅助生殖技术;最后,才求助于精子库,利用供精进行辅助生殖。

41. 哪些不良生活习惯和生活因素易导致男性不育？

熬夜和睡眠不足，久坐或长时间骑车、开车，大量吸烟，长期过量饮酒，长期大量摄入含咖啡因的饮料、浓茶以及从事一些高危职业都会导致男性不育。熬夜和睡眠不足会使男性内分泌紊乱和免疫力降低；久坐或长时间骑车、开车易造成男性生殖器官血液循环不畅，使男性生殖器官功能下降，导致不育和性功能障碍；大量吸烟可导致精子质量下降及精子 DNA 碎片率升高，易引起男性不育及女方流产和胎儿畸形；长期过量饮酒会造成男性生育力下降，诱发慢性前列腺炎，引起性功能障碍；另外，长期大量摄入含咖啡因的饮料、浓茶等对生精细胞也有一定影响，导致男性不育；最后，从事一些高危职业如接触放射线、某些化学品和重金属及高温作业等都容易对生殖健康造成损伤。

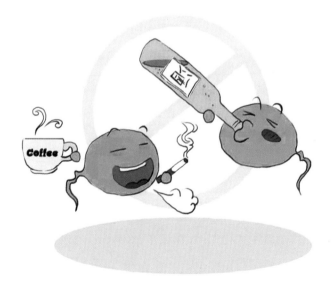

42. 泌尿生殖道感染会导致男性不育吗？

泌尿生殖道感染是危害男性生殖健康的主要因素之一，它与15％的男性不育有关，感染可累及男性生殖道的不同部位，如睾丸、附睾及其他附属性腺。精子在发育和成熟的不同阶段均可受到感染的影响，从而质与量下降。另外，泌尿生殖道感染常伴随精浆生化的变化，以致影响精子的功能和受精能力。

43. 男性不育的治疗原则、方法及目的有哪些？

男性不育的治疗应从病因入手，尽量做到病因治疗。治疗原则是先进行合理、规范的病因治疗，必要时运用辅助生殖技术。治疗方法有：一般治疗、药物治疗、手术治疗及辅助生殖治疗。治疗目的是改善精液质量，增加自然妊娠及辅助生殖妊娠的机会。

44. 男性不育患者的就诊技巧及注意事项有哪些？

首先，正确选择医院和医生，建议选择公立医院的生殖男科或泌尿男科中专门治疗不育的医生。其次，调整好心态，做好看病前的准备，收集和整理好已有的检查结果和病历本，提前算好禁欲时间，做好化验精液的准备，坦然面对病情，对疗效有合理的期望值。最后，叙述病情时要抓住重点，如本次就诊需要解决的主要问题、以前的病情和就诊经过以及目前的病情等。

45. 附睾在哪里？

附睾呈新月形，位于阴囊内，左右各一个。附睾由睾丸输出小管和迂曲的附睾管组成，紧贴在睾丸的上缘和后缘，平时我们自己就能摸到，触摸时可能会有轻微的酸胀感。解剖上，附睾是连接睾丸和输精管的重要结构。

46. 附睾有什么功能？

附睾可不单纯只有连接睾丸和输精管的功能，它还具有很多独特的功能：①精子虽然在睾丸内产生，但是其受精能力的获得及最后的成熟都必须在附睾中完成；②附睾还是精子储存的重要仓库，人类生殖系统中 50%～80% 的精子都储存在这里。

47. 附睾炎是怎么发生的？

附睾炎是男性生殖系统的常见疾病，常与睾丸炎同时存在，称为附睾睾丸炎。在婴儿和儿童中，附睾炎常与尿路炎症、泌尿生殖系统先天性异常，以及包皮过长或包茎有关；而在老年男性中，前列腺增生和伴发的尿潴留、尿路感染以及留置导尿管是附睾炎最常见的病因。附睾炎的感染途径包括精路的逆行感染（尿道炎、膀胱炎、前列腺精囊炎等的致病菌经输精管逆行进入附睾）、淋巴蔓延（泌尿生殖系统其他部位的感染通过淋巴途径引起附睾炎）以及血行感染（扁桃体炎、牙周炎或全身其他部位感染灶的致病菌经过血液循环进入附睾，引起附睾炎）。

48. 附睾炎会影响生育吗？

附睾炎在早期主要表现为蜂窝织炎，如果治疗不及时、不彻底，可能会形成瘢痕组织，闭塞附睾管腔，导致睾丸内的精子不能进入输精管。如果一侧附睾管腔堵住了，可能会造成精子数量的减少；

如果双侧附睾管腔都堵住了，就会发生梗阻性无精子症。另外，即使附睾管腔未被完全堵塞，附睾内的炎症也会导致精子质量的问题，比如精子活力差、畸形率高、精子 DNA 碎片率升高等。这些都可能严重影响男性的生育力。

49. 附睾炎应该怎么治疗？

如果不幸得了附睾炎，也不需要过于担心，经过及时规范的治疗，效果一般还是很好的。治疗主要包括：一般治疗（卧床休息、抬高阴囊）、合理使用抗生素（选择对细菌敏感的抗生素，通常静脉给药 1 周后继续口服抗生素 2～4 周，可选头孢类、喹诺酮类等）以及手术治疗（如果抗生素无效，疑似有缺血时，应行附睾切开减压术）。

50. 患有附睾炎导致的无精子症后，我还有机会生育自己的孩子吗？

如果双侧附睾管腔都堵住了，就会发生梗阻性无精子症。即使患有这种无精子症，仍然可能生育自己的孩子。现在可选的治疗手段有很多，如显微镜下附睾-输精管吻合术。这利用了显微镜的放大作用，绕过梗阻的部位，在未堵住的地方和输精管之间重新建立通畅的连接，手术后，可以自然妊娠。当然，我们也可以通过附睾或睾丸穿刺，把精子取出来，进行二代试管，也能取得很好的治疗效果。

二、男科实验室 100 问

1. 精液主要由哪些成分构成?

在射精过程中，储存在双侧附睾内的高度浓缩精子悬液与附属性腺的分泌液混合、稀释，形成了精液，精液分成数段射出。精液中约 90% 的是附属性腺的分泌液，主要来源于前列腺和精囊腺，少量来源于尿道球腺和附睾。

2. 男性精子生长的特点有哪些?

一个正常成年男性每天可产生 7000 万～1.5 亿个精子。精子产生于睾丸中，需要大约 10 周的时间达到成熟，成熟的精子储存在附睾中。目前常规的精液检查能很好地反映精子及精浆的情况。

3. 精子发生有几个阶段?

精子发生是精原细胞经过多个发育阶段形成精子的过程，包括 3 个阶段：精原细胞的增殖与分化、精母细胞的减数分裂、精子细胞的变形。

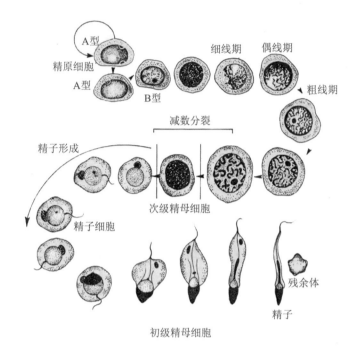

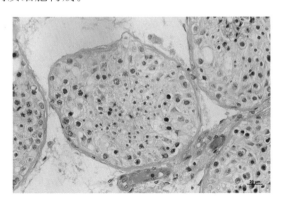

4. 正常睾丸组织的生理结构是什么？

正常睾丸组织主要由包含支持细胞、各级生精细胞、精子的生精小管和间质细胞构成。

5. 生精功能低下的病理学特点是什么？

生精功能低下作为非梗阻性无精子症的一种病理类型，是指精液内虽然无法找到精子，但睾丸内仍存在少量的精子。其病理特点是包括精原细胞在内的各级生精细胞都存在，有精子发生，精原细胞、精母细胞、精子细胞和精子的数量相对比例也正常，但它们的绝对数量均比正常减少，从而导致最终产生的精子数量减少。

6. 生精阻滞的病理学特点是什么？

生精阻滞是指精子的发生过程停滞在生精细胞增殖分化的某一阶段，可以阻滞在精原细胞、精母细胞、精子细胞等不同阶段。精原细胞阶段阻滞表现为镜下只能见到精原细胞。精母细胞阶段阻滞表现为镜下只能见到精原细胞和精母细胞。精子细胞阶段阻滞表现为镜下能见到精原细胞、精母细胞和精子细胞，但无成熟精子。

7. 唯支持细胞综合征的病理学特点是什么？

唯支持细胞综合征作为非梗阻性无精子症中最严重的一种病理类型。其病理特点是睾丸生精小管内生精细胞完全缺失，生精上皮仅由支持细胞组成，生精小管管径变细，支持细胞内可见粗大变性颗粒。

8. 精液检查包括哪些项目？

精液检查包括：精液量、外观、颜色、酸碱度、黏稠度、液化时间、精子总数、浓度（每毫升含多少个精子）、存活率、前向运动精子百分率、精子畸形率等。同时还包括抗精子抗体（免疫因素）、弹性硬蛋白酶、白细胞数量（感染因素）、顶体反应（精子、卵子结合能力）、精子 DNA 碎片率（可以提示胚胎发育能力和流产风险）。

9. 精液检查 1 次就够了吗？

单纯 1 次的精液检查，其实不能够准确反映一名男性的精液质量情况。因为精子质量会随着男性的状态发生波动，可能同一名男性在不同时间的精液检查结果截然不同。另外，精液检查还受到射精是否充分、收集精液标本是否完整、精液标本送检是否及时、男科实验室工作人员是否及时处理精液、男科实验室技术水平等因素的影响。所以每 2 周进行精液检查，共 2 次或 3 次，严格按照规定进行检查，才能够较为准确地判断一名男性的精液质量情况。

10. 目前精液检查与处理以什么作为指导标准？

鉴于人类精液检查标准化需求的日益增加，世界卫生组织于 1980 年首次出版《人类精液及精子-宫颈黏液相互作用实验室检验手册》，随着研究的不断深入，手册也不断进行修订。目前精液检查与处理采用的是 2010 年推出的《世界卫生组织人类精液检查与处理实验室手册（第五版）》。

11. 精液检查常见项目及参考值有哪些？

《世界卫生组织人类精液检查与处理实验室手册（第五版）》中精液检查常见项目及参考值见表 2.1。

表 2.1　精液检查常见项目及参考值

常见项目	参考值
精液体积（mL）	$\geqslant 1.5$
精子总数	$\geqslant 39 \times 10^6$
精子浓度（mL）	$\geqslant 15 \times 10^6$
总活力（%）	$\geqslant 40$
前向运动精子百分率（%）	$\geqslant 32$
存活率（活精子,%）	$\geqslant 58$
精子形态率（正常形态,%）	$\geqslant 4$
pH 值	$\geqslant 7.2$
过氧化物酶阳性白细胞（mL）	$< 1.0 \times 10^6$
混合抗球蛋白反应（MAR）试验（与颗粒结合的活动精子,%）	< 50
免疫珠试验（与免疫珠结合的活动精子,%）	< 50
精浆锌（μmol）	$\geqslant 2.4$
精浆果糖（μmol）	$\geqslant 13$
精浆中性 α-葡糖苷酶（mU）	$\geqslant 20$

12. 精液标本采集应该注意什么？

精液检测前应该提前禁欲 2～7 天，如果需要多次采集标本，每次禁欲天数均应尽可能一致，禁欲时间不足及过长均可能影响精液检测结果。一般采用手淫法采集标本，将精液射入清洁广口的玻璃或者塑料容器内。取精过程中应尽量放松，将所射出的精液完整地收集到取精容器内。

13. 精液标本采集过程中遗漏怎么办？

如在取精过程中有遗漏，造成精液标本不完整，尤其是富含精子的初始部分丢失时，应告知实验室工作人员。一般建议取消本次检查，2~7 天后重新留取标本进行检查。

14. 可否在门诊取精室之外的地方采集精液？

在特殊情况下，例如在门诊不能够通过手淫获取标本时，可以在取精室之外的地方采集精液标本。但应该注意，精液标本必须完整采集，受检者应该记录获取精液的时间，并在采集后的 1h 之内将标本送至实验室。并注意保持精液标本的温度，避免过冷或过热，在冬天送标本时建议把标本放在贴身的口袋内。

15. 可否使用避孕套采集精液？

对于一些特殊的情况，如不能通过手淫成功获取标本，可以在性交时将精液射入避孕套来采集精液。但不可采用普通的乳胶避孕套采集精液，因为普通的乳胶避孕套含有损害精子活力的物质。仅可使用专门为采集精液设计的无毒性避孕套，市场上可以买到这类避孕套。

16. 可否采用性交中断法收集精液？

不建议采用性交中断法收集精液，因为含有最多精子的初始部分精液很可能会丢失。此外，精液标本可能受到细胞和细菌的污染，而且女性阴道为低 pH 值环境，可能对精子活力有不良影响。

17. 精液如果需要进行微生物检测，该如何准备？

如精液需要进行微生物（如支原体、衣原体等）检测，应该无菌采集，采集时避免非精液来源的微生物（如来自皮肤的微生物）污染。取精前首先排尿，再使用肥皂或者清洗液清洗双手和阴茎，减少来自皮肤的微生物所致标本污染的风险，使用一次性毛巾或湿巾擦干手和阴茎，将精液射入无菌容器中。

18. 在实验室如何进行精液检查？

首先，将标本容器放在实验台上或者孵育箱内，待精液液化后，依次评估精液的外观、液化状况、体积、pH 值等。其次，制备湿片，于显微镜下观察精子外观、活力、存活率。制备精液涂片，用于评估精子形态、进行混合抗球蛋白反应（MAR）试验、检测过氧化物酶阳性白细胞。如有需要可制备精子，用于免疫珠试验，将标本送至微生物学实验室，测定附属性腺标志物、进行间接免疫珠试验等。

19. 正常精液是什么颜色的？

正常液化精液标本呈现均质性、灰白色的外观。如果精子浓度非常低，精液可显得透明。精液也可以呈其他颜色，如有红细胞时（血精）精液呈红褐色，黄疸患者的精液和服用维生素等药物者的精液可呈黄色。

20. 正常精液的体积是多少？

精液主要由精囊腺和前列腺的分泌液构成，还包括少量尿道球腺和附睾分泌的液体。由于要计算精液中的精子总数和非精子细胞，所以，精确测量精液体积是进行精液检测的基础。精液体积参考值下限是 1.5mL。

21. 精液体积异常的原因有哪些？

精液体积减小可能是因为采集问题（丢失了一部分精液）、不完全性逆行射精、雄激素缺乏或者附属性腺分泌功能减弱。射精管阻塞、先天性双侧输精管缺如以及精囊腺发育不良也可导致精液体积减小。精液体积过多提示附属性腺分泌过于活跃。

22. 什么是精液液化？

精液射到收集容器后很快呈典型的半固体凝胶的团块。通常在室温下几分钟内，精液开始液化（变得稀薄），此时精液中可见异质性混合团块。随着继续液化，精液变得更加均质和十分稀薄，在液化最后阶段仅存留少量小凝团。

23. 精液液化是怎么调控的？

精液液化主要是由精囊腺分泌的凝固因子及前列腺分泌的液化因子共同调控的。正常情况下，凝固因子与液化因子为动态平衡的状态，当动态平衡被打破时，会导致液化异常情况出现。

24. 精液液化异常的原因有哪些？

在室温下，通常在 15min 内，精液标本完全液化，很少超过60min或更长的时间。如果 60min 仍未完全液化，则为精液液化异常。当出现前列腺炎或者精囊炎时则更易出现精液液化异常。

25. 什么是精液的黏稠度？

精液液化后，将一玻璃棒插入标本，提起玻璃棒，观察拉丝长度来评估精液标本的黏稠度。当拉丝长度超过 2cm 时，为不正常的黏稠度。

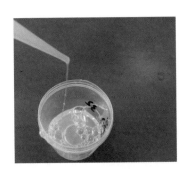

26. 液化异常精液与高黏稠度精液有什么区别？

肉眼观察：液化异常精液呈胶冻状，有不同形状的块状物，精液不均质，不呈流体。而高黏稠度精液为黏稠流体，均质较好，无块状物。

显微镜观察：液化异常精液的精子分布不均匀，有团块凝集现象。而高黏稠度精液无团块凝集现象，镜下视野精子分布比较均匀。

27. 正常精液的 pH 值是多少？

精液 pH 值反映了不同附属性腺分泌液 pH 值之间的平衡，主要是碱性的精囊腺分泌液和酸性的前列腺分泌液之间的平衡。pH 值一般在精液标本射出后 30～60min 内进行检测。《世界卫生组织人类精液检查与处理实验室手册（第五版）》将 7.2 作为临界值。如果精液 pH 值<7.2，并伴随体积减小和精子数量少，可能存在射精管阻塞或先天性双侧输精管缺如以及精囊腺发育不良。

28. 什么是精子聚集？

不活动精子之间、活动精子与黏液丝、非精子细胞或细胞碎片之间黏附在一起，为非特异性聚集。包括 3 种类型：精子与上皮细胞聚集（a）、精子与细胞碎片聚集（b）、精子与精子聚集（c、d）。

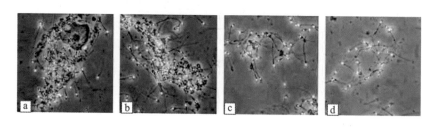

29. 什么是精子凝集？

精子凝集特指活动精子以头对头、尾对尾或混合型相互黏附在一起的现象。正常的活动精子为快速摆动的精子，精子凝集太严重会导致活动受制约。活动精子黏附细胞或细胞碎片，或不活动精子之间相互黏附，不是精子凝集。

30. 精子的凝集程度如何分级？

精子的凝集程度分 1～4 级，黏附部位分为 A～E 级，如表 2.2、表 2.3 所示。

表 2.2　精子凝集程度表

分级	精子凝集程度
1 级	零散的，每个凝集 <10 个精子，有很多自由活动精子
2 级	中等的，每个凝集 10~50 个精子，存在自由活动精子
3 级	大量的，每个凝集 >50 个精子，有一些自由活动精子
4 级	全部的精子凝集，数个凝集又粘连在一起

表 2.3　精子凝集黏附部位分级表

黏附部位	精子凝集
A. 头对头	
B. 尾对尾（此种凝集可清晰看到精子头部自由运动）	
C. 尾尖对尾尖	

续表

黏附部位	精子凝集
D. 混合（清晰的头对头和尾对尾凝集）	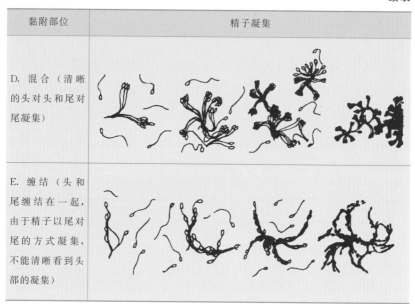
E. 缠结（头和尾缠结在一起，由于精子以尾对尾的方式凝集，不能清晰看到头部的凝集）	

31. 精液中有哪些非精子细胞？

精液中含有的非精子细胞包括来源于泌尿生殖道的上皮细胞，以及白细胞和不成熟的生精细胞，后两者统称为"圆细胞"。在放大1000倍的显微镜视野下观察染色涂片，可以识别这些细胞。通过检测过氧化物酶活性或CD45抗原，可以更精确地鉴别和定量这些细胞。

32. 什么是精子存活率？

精子存活率就是检测精液中存活精子占总精子数的百分率。精子的存活率主要通过检测精子膜的完整性进行判定。精子存活率参考值下限是58%。

33. 关于精子存活率的判断有什么方法?

可以通过伊红-苯胺黑染色法或低渗膨胀试验判断精子细胞膜的完整性,从而得出精子的存活率。

34. 伊红-苯胺黑染色法判断精子存活率的原理是什么?

存活精子的头部细胞膜完整,伊红染料无法穿透精子细胞膜。对于死精子而言,精子头部细胞膜功能损伤,伊红染料可以轻易进入细胞膜内进行染色,将精子头部染成红色。使用苯胺黑染色技术,可以提高背景与精子头部之间的对比度,使精子头部更易辨别。

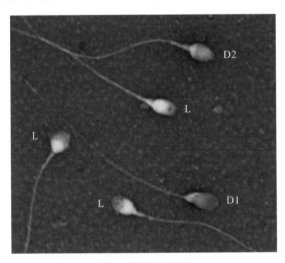

伊红-苯胺黑染色法

注:在显微镜下观察伊红-苯胺黑涂片的精子头部,精子头部呈白色(L)或浅粉红色的认为是活精子(膜完整),头部染成红色(D1)或暗粉红色(D2)的认为是死精子(膜损伤)。

35. 低渗肿胀试验判断精子存活率的原理是什么？

当需要判断精子存活率，又要避免精子染色的时候，可以采用低渗肿胀试验来判断精子存活率，例如，做试管婴儿需要挑选存活精子时。低渗肿胀试验原理是只有细胞膜完整的精子（存活的精子）能够在低渗溶液中发生尾部膨胀。活精子在低渗溶液中 5min 内就可以发生膨胀。而死精子在低渗溶液中形态不发生任何改变。

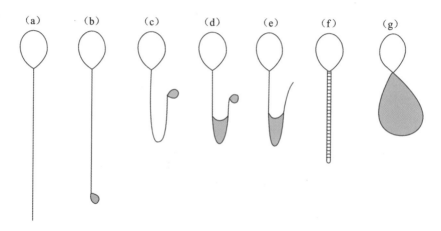

人精子在低渗透压作用下的特征性形态变化

注：（a）未发生改变；（b）～（g）尾部变化的不同类型。灰色区域表示尾部膨胀，尾部膨胀的精子为活精子。

36. 精子运动分为哪几类？

《世界卫生组织人类精液检查与处理实验室手册（第五版）》使用一个简单的方法评估精子的运动，将精子运动分类为前向运动

（PR）、非前向运动（NP）和不活动（IM）。

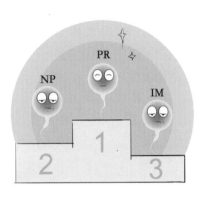

37. 什么是前向运动（PR）的精子？

前向运动（PR）的精子是指在显微镜下观察，精子主动地沿直线或大圆周运动，不管其速度如何，均判断为前向运动精子。

38. 什么是非前向运动（NP）的精子？

非前向运动（NP）的精子是指在显微镜下观察，精子呈现出其他非前向运动的形式，如沿小圆周泳动，多半是因为精子尾部动力几乎不能驱使头部移动，或者只能观察到尾部摆动。

39. 什么是不活动（IM）的精子？

不活动（IM）的精子是指在显微镜下观察，精子没有运动。不活动精子包括死精子和活的但是不运动的精子。

40. 什么是精子的活力？

讨论精子活力时，重要的是确定精子总的活动率或前向运动精子百分率。精子总活力（PR＋NP）百分率的参考值下限是 40％。前向运动精子百分率的参考值下限是 32％。

41. 什么是计算机辅助精子分析（CASA）？

随着社会的发展，常规手工精液分析已不能满足患者的需求，计算机辅助精子分析（CASA）作为一种新技术已经广泛用于临床。手工精液分析常常带有很大的主观性，费时费力。CASA 具有客观、快速、准确度高等优点，可以提供精子运动学及形态学的数据，减少人为因素对分析结果的干扰。

42. 计算机辅助精子分析（CASA）检测精子活动有哪些参数？

有以下 5 个常用参数。曲线速率（VCL）：精子头沿其实际曲线，即在显微镜下见到二维方式运动轨迹的时均速率，反映精子活动能力。直线速率（VSL）：精子头在开始检测时的位置与最后所处位置之间的直线运动的时均速率。平均路径速率（VAP）：精子头沿其平均路径移动的时均速率。精子头侧摆幅度（ALH）：精子头关于其平均路径的侧向位移幅度，以侧摆的最大值或平均值表示。鞭打频率（BCF）：精子头曲线轨迹跨越其平均路径轨迹的时均速率。

43. 计算机辅助精子分析（CASA）检测精子运动有哪些参数？

有以下 3 个常用参数。直线性（LIN）：曲线路径的直线性，计算方法是 VSL/VCL。摆动性（WOB）：实际的曲线路径关于平均路径的摆动值，计算方法是 VAP/VCL。前向性（STR）：平均路径的直线性，计算方法是 VSL/VAP。

44. 每次正常射精时精子总数应该有多少？

精子总数可以用来衡量睾丸产生精子的能力和男性输精管道畅通的程度。精液的精子总数可以通过测定精液中的精子浓度来计算。每次射精时精子总数的参考值下限为 39×10^6 个。

45. 什么是精子浓度？

精子浓度指每单位体积精液中的精子数目，精子浓度受精囊腺和前列腺分泌液量的影响，不是衡量睾丸功能的特异性指标。精子浓度的参考值下限为 $15 \times 10^6 / mL$。

46. 精子浓度 $< 2 \times 10^6 / mL$ 是什么意思？

有些精液常规检查的化验单上当精子浓度特别低的时候，只会写"精子浓度 $< 2 \times 10^6 / mL$"，而不具体写出精子浓度了。这是因为做精子浓度分析的时候采用的是随机抽样法。换算下来，精子浓度 $2 \times 10^6 / mL$ 就相当于每 400 倍视野中精子只有 4 个。这时候因为精

子数目过少，取样误差就会很大，故具体写出精子浓度也就没有太大意义了。报告精子浓度 $< 2 \times 10^6/mL$ 就足够临床医生评估生精功能了。

47. 隐匿精子症如何判断？

当常规镜检时，湿片中都没有观察到精子，实验室会对精液标本进行离心，以 3000g（3000g 指的是相对离心力的值，g 即重力加速度，约 9.8m/s）离心 15min，将离心的标本再次进行镜检。在200倍或250倍的相差显微镜下，检查两张玻片。在任一玻片中观察到精子，则提示隐匿精子症。

48. 无精子症如何判断？

当常规镜检时，湿片中都没有观察到精子，实验室会对精液标本进行离心，以 3000g 离心 15min，将离心的标本再次进行镜检。在200倍或250倍的相差显微镜下，检查两张玻片。如果在两张重复玻片中均未观察到精子，则提示无精子症。

49. 行辅助生殖时精液处理有哪几种方法？

行辅助生殖时实验室处理精液的方法有：直接上游法、密度梯度离心法、高速离心沉淀法、沉淀上游法等。

50. 人类精子由哪几个部分组成?

在光学显微镜下观察，精子是由头部（含颈部）和尾部（包括中段和主段）组成的。

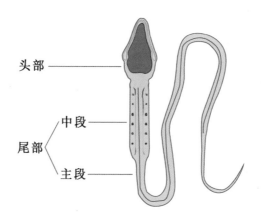

51. 正常形态的精子是什么样的?

人类精子形态的多样性，导致精子形态评估困难。学者通过观察从女性性交后宫颈黏液回收的精子或者从卵子透明带表面回收的精子，来评估哪些形态的精子具备正常的受精能力。因此，正常形态精子是通过鉴定源自宫颈黏液具有潜在受精能力的精子来定义的，仍存在一定的局限性。正常形态精子百分率≥4%。

52. 正常形态的精子头部是什么样的?

正常形态的精子头部的外形应该光滑、轮廓规则，大体上呈椭圆形。顶体区可清晰分辨，占头部的 40%～70%，顶体区没有大空泡，并且不超过 2 个小空泡，空泡大小不超过头部的 20%，顶体后区不含任何空泡。

53. 正常形态的精子中段是什么样的？

中段应该细长、规则，大约与头部长度相等。中段主轴与头部长轴成一条直线。残留胞质只有在过量时才被认为是异常的，即胞质超过了精子头大小的 1/3 时被认为过量残留胞质。

54. 正常形态的精子主段是什么样的？

精子主段应该比中段细、均一，其长度约 $45\mu m$（约为精子头部长度的 10 倍）。尾部应没有显示鞭毛折断的锐利折角。主段可以自身卷曲成环状。

55. 精子的形态如何评估？

精子形态学评估存在一些困难，如缺乏客观性及主观判断差异等。目前主要采用记录异常形态精子的异常部位来进行评估。只有头和尾都正常的精子才被认为是正常的。所有处于临界形态的精子应该被认为是异常的。

56. 畸形精子的形态学如何分类？

人类精液标本中含有各种各样畸形的精子。目前认为畸形精子受精潜能低，难以与卵子结合。畸形精子可伴有精子 DNA 碎片率升高、染色体结构异常、不成熟染色质和非整倍体等。精子头部的形状最为重要，与受精相关；精子尾部（中段和主段）主要与精子游动能力有关。

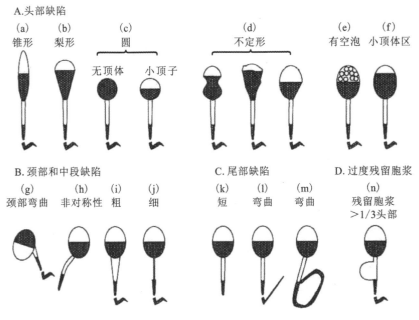

人精子一些异常形态的示意图

57. 为什么精子畸形率需要多次检测？

人体每次射出的精液中含有几千万甚至几亿个精子，不可能对每个精子进行形态学检测，按《世界卫生组织人类精液检查与处理实验室手册（第五版）》规定，每张重复涂片应检查约 200 个精子，以确定正常与异常形态精子百分率，所以至少需要 2 次或 3 次检测才能准确判断精子畸形率。

58. 精液中白细胞如何检测？

大多数人精液中存在白细胞，主要是多形核白细胞。一些方法可以用来检测精液中的白细胞，比如可以通过巴氏染色方法，将白细胞与精液涂片的精子细胞和精母细胞区分开来。目前较为简便的方法是过氧化物酶检测，由于精液中主要类型的白细胞是过氧化物酶阳性的粒细胞，因此常常可以通过检测每毫升精液中的过氧化物酶阳性细胞数的方式来评估白细胞数目。

59. 精液中过氧化物酶阳性细胞数的意义何在？参考值是多少？

精液中过氧化物酶阳性细胞数可以反映炎症情况的严重性。《世界卫生组织人类精液检查与处理实验室手册（第五版）》将过氧化物酶阳性细胞浓度的临界值定为 $1.0 \times 10^6 / \text{mL}$。

60. 什么是多重精子缺陷指数？

形态学异常的精子通常有多种缺陷（头部缺陷、中段缺陷或主段缺陷，或这些缺陷的组合）。各种形态学异常发生率的检测可能比单一评估正常形态精子百分率更有用。记录形态学正常的精子，以及有头部、中段和主段缺陷的精子。用多重异常记录系统记录精子头部、中段和主段的每种缺陷，可以得出 3 个指数：多重异常指数（MAI）、畸形精子指数（TZI）、精子畸形指数（SDI）。

61. 什么是多重异常指数（MAI）？

多重异常指数（MAI）是每个异常精子的缺陷的平均数。所有头部、中段和主段的缺陷都计算在内。

62. 什么是畸形精子指数（TZI）？

畸形精子指数（TZI）由缺陷总数除以缺陷精子数计算得来。

63. 什么是精子畸形指数（SDI）？

精子畸形指数（SDI）由缺陷总数除以所数精子总数计算得来。

64. 什么是性交后试验？

性交后试验，是指在接近排卵期时夫妇进行性交，性交后一定时间（2～4h）内取宫颈内外黏液进行镜检，然后根据镜检结果，判断不孕不育原因。因此，性交后试验在临床上经常被用来充当检测不孕不育的一种方法。通过性交后试验我们至少可以获知精子是否能穿透宫颈黏液、是否具有较好的活动率和活动力等。

65. 精浆生化检测有哪些项目？

精浆生化检测可以用来反映附属性腺的功能，如柠檬酸、锌、γ-谷氨酰转移酶和酸性磷酸酶反映前列腺功能；果糖和前列腺素反映精囊腺功能；游离左旋肉碱、甘油磷酸胆碱、中性 α-葡糖苷酶反映附睾功能。并不是所有的生化项目都必须检测，一般选择特异性、准确性较高的项目检测。

66. 精浆锌的检测有什么意义？

精液中锌主要来自前列腺，其含量比血锌高 100 倍以上。目前认为精浆锌是前列腺的功能指标之一。主要用于临床上前列腺炎和男性不育的辅助诊断。精液中一定浓度的锌可以维持精子活力，保证精子的形态结构和功能正常。精浆锌下降提示前列腺分泌功能下降，可能与感染和男性不育有关。精浆锌升高可能与死精子或者梗阻性无精子症有关。

67. 什么是精浆果糖？

精浆果糖是评价精囊腺分泌功能的重要指标。精浆果糖可以为精子的运动提供能量。当精囊腺功能紊乱时，精液总量减少，精浆果糖含量降低，从而引起精子活力不足。射精管阻塞、双侧输精管缺如、不完全性逆行射精和雄激素缺乏等情况也可能导致精浆果糖降低。

68. 什么是精浆 α-葡糖苷酶？

精浆中存在两种 α-葡糖苷酶，包括来自附睾的中性 α-葡糖苷酶（占 80%）以及来自前列腺的酸性 α-葡糖苷酶（20%）。其中，中性 α-葡糖苷酶活性高低可以反映附睾的分泌功能，并且具有一定的特异性和敏感性。中性 α-葡糖苷酶活性测定对于鉴别梗阻性无精子症以及非梗阻性无精子症有较高的诊断价值。

69. 什么是精浆柠檬酸？

精浆柠檬酸由前列腺产生，可以影响精液液化，维持精液内渗透压平衡，激活酸性磷酸酶活性，从而影响精子活力。柠檬酸在细胞外环境的稳定上起重要作用，用以维持正常的生育能力和精子功能。在患者患急性前列腺炎或者慢性前列腺炎时，精浆柠檬酸含量显著减少。精浆柠檬酸可以作为了解前列腺功能的重要指标。

70. 什么是精浆酸性磷酸酶？

精浆中酸性磷酸酶活性较高，比血清中的高数万倍。酸性磷酸酶活性的高低可以反映前列腺的分泌功能。前列腺炎时精浆酸性磷酸酶活性降低，前列腺癌时精浆酸性磷酸酶活性升高。

71. 什么是精浆 γ-谷氨酰转移酶？

精浆中 γ-谷氨酰转移酶含量是血清中的 200～500 倍，其稀释倍数远低于酸性磷酸酶，故检查误差比酸性磷酸酶更低。精浆 γ-谷氨酰转移酶是谷胱甘肽代谢的关键酶，在保护精子免受氧化应激损伤和对抗自由基中起重要作用。

72. 什么是精浆游离左旋肉碱？

左旋肉碱是人体必需的营养素，有重要的生化功能。其分布于体内多种组织，以附睾中的浓度最高。当精液中的左旋肉碱缺乏时，精子线粒体为精子供能降低，可导致精子存活力、运动能力明显下降，从而导致男性不育。目前临床上并没有有效、简便的检测方法。

73. 什么是精浆弹性硬蛋白酶？

精浆弹性硬蛋白酶由活化的粒细胞分泌，是一种敏感和定量的生殖道炎症指标。精浆弹性硬蛋白酶与白细胞精液症显著相关。由于精液中白细胞检查比较复杂，而且炎症过程中白细胞很有可能被破坏而不易检测到。因此，精浆弹性硬蛋白酶比白细胞检查有一定优势，不仅适合大量的标本检测，而且操作简单、快速。精浆弹性硬蛋白酶可以作为男性生殖道隐性炎症的可靠指标。

74. 什么是精子的顶体酶？

顶体酶存在于精子顶体内膜上，当精子头部进入卵子透明带时，顶体酶原会被激活为顶体酶。顶体酶能水解卵子透明带上的糖蛋白，使精子与卵子融合，它还能促使生殖道中激肽释放，从而增强精子的活力和促进精子的运动。顶体酶对于精子的运动和受精过程都是不可缺少的，顶体酶活力不足可导致男性不育。因此精子顶体酶活性测定可作为判断精子受精能力和诊断男性不育的参考指标。

75. 什么是精子顶体反应？

精子获能后，在输卵管壶腹部与卵子相遇，顶体开始产生一系列改变。精子与卵子透明带结合，顶体破裂，释放一系列顶体酶，水解透明带，形成一个精子进入卵子的通道，这一过程称为顶体反应。生理状态下，顶体反应是受精的先决条件。只有完成顶体反应的精子才能与卵子融合，完成受精过程。

76. 精子 DNA 完整性检测具有什么意义？

人类精子 DNA 是人类遗传信息的载体，精子染色质结构的完整对于受精和胚胎发育具有极为重要的意义。精子 DNA 完整性检测可以很好地反映精子核内遗传物质的缺陷程度、精子 DNA 成熟情况。某些环境因素、基因突变和染色体异常都可能会造成精子 DNA 损伤，进而导致受精失败、胚胎发育停止、流产、胎儿畸形等。因此，精子 DNA 完整性检测可作为精液常规分析的补充，揭示精液常规分析所不能反映的细微的精子异常。

77. 什么是解脲支原体？

支原体是目前已知能在无生命培养基上生长繁殖的最小原核微生物，支原体包括解脲支原体、人型支原体等。其中，引起泌尿生殖道感染的主要是解脲支原体，解脲支原体能产生 IgA 蛋白酶、磷脂酶和尿素酶，这些酶类会影响宿主的细胞生物合成功能。

78. 什么是衣原体？

衣原体是革兰阴性病原体，是一类能通过细菌滤器、在细胞内寄生、有独特发育周期的原核细胞微生物，分为沙眼衣原体、肺炎衣原体、鹦鹉热衣原体等。导致男性泌尿生殖道感染的主要是沙眼衣原体，可引起男性尿道炎、附睾炎、尿道综合征、性病性淋巴肉芽肿等。

79. 什么是淋球菌？

淋病由淋球菌感染所致，最常见的临床表现是泌尿生殖系统的化脓性炎症，临床上也可有不明显的泌尿生殖系统感染。男性标本多为尿道分泌物，也可以是精液标本。检测方法有直接涂片法及培养法。直接涂片法可以在镜下观察到革兰阴性双球菌。培养法为淋病确诊试验，可以根据需要进行细菌培养和药敏试验。

80. 什么是抗精子抗体？

不孕不育的原因非常复杂，免疫学因素和某些患者的发病有着密切关系。男性和女性患者都可能出现抗精子抗体。抗精子抗体对精子有制动和细胞毒作用，从而阻碍了精子与卵子的结合，甚至导致胚胎死亡和流产。抗精子抗体检查在临床上对于早期自然流产患者，特别是生理功能及遗传因素均无异常者，有一定的诊断意义，同时也对临床上采取有效的治疗措施、提高妊娠率、降低流产率等有重要的临床价值。

81. 检测抗精子抗体有哪几种方法？

检测抗精子抗体的方法主要有酶联免疫吸附法试验（ELISA）、混合抗球蛋白反应试验（MAR）、免疫珠试验。抗精子抗体的检测包括精子表面抗体的检测和体液中抗精子抗体的检测。精子表面抗体的检测可以采用混合抗球蛋白反应试验（MAR）及直接免疫珠试验。精浆、血清、宫颈黏液中抗精子抗体的检测可以采用间接免疫珠试验及酶联免疫吸附法试验（ELISA）。

82. 逆行射精标本该如何采集？

一些男性射精时有射精感，但无明显精液射出物，可能为逆行射精。可以检测在射精后尿液中有无精子，并且可以从尿液中回收精子，用于辅助生殖。过程如下：取精前排尿，但不完全排空膀胱，手淫法射精，再次排尿至另一个装有培养液的容器中。由于尿液体积大，因而需要离心浓缩标本。在大部分浓缩后的逆行射精标本中可以找到精子。通过服用碳酸氢钠碱化尿液，可使进入尿液中的精子保持活力的机会增加。

83. 男性生殖内分泌检测指标有哪些？

常用的男性生殖内分泌检测指标有睾酮（T）、雌二醇（E_2）、催乳素（PRL）、黄体生成素（LH）、卵泡刺激素（FSH）、抑制素B（INHB）等。

84. 男性为什么需要检测性激素？

下丘脑-垂体-睾丸性腺轴系统调控着男性的生殖功能。性腺轴功能能否正常发挥，直接关系到睾丸生精功能。正常情况下，机体通过下丘脑-垂体-生精小管轴和下丘脑-垂体-间质细胞轴的反馈调节，维持机体生精功能的相对稳定，任何环节的功能障碍都可能导致睾丸功能紊乱，影响精子的生长和发育。

85. 血清睾酮有什么作用？

睾酮是血液循环中的主要雄激素，95％是由睾丸间质细胞分泌的，睾酮对于维持男性精子发生及男性正常性功能有重要作用。睾酮升高多见于睾丸间质细胞瘤、垂体功能亢进、畸胎瘤等。睾酮下降可见于性功能减退、原发性睾丸发育不全、隐睾、垂体功能减退等。

86. 男性也需要检查雌二醇吗？

雌二醇是人体内重要的雌激素。长期以来，雌激素被认为是女性特有的性激素。其实男性体内同样存在雌二醇。雌激素可以于下丘脑-垂体-睾丸性腺轴的生精细胞、附睾等发挥作用。研究表明，雌激素对精子有一定激活作用，并且可以使获能精子顶体反应率增加。男性雌二醇水平升高多见于肥胖、性功能低下、男性乳房发育、睾丸间质细胞瘤等。

87. 为什么要检测男性血清卵泡刺激素（FSH）和黄体生成素（LH)？

检测血清卵泡刺激素（FSH）和黄体生成素（LH）是判断下丘脑-垂体-性腺轴功能的常规检查方法，卵泡刺激素（FSH）和黄体生成素（LH）的检测可用于不育的诊断、内分泌治疗的监测等。卵泡刺激素（FSH）和黄体生成素（LH）升高或者降低均会影响精子发生，导致少精子症，甚至无精子症。

88. 男性血清卵泡刺激素（FSH）异常常见的原因有哪些？

卵泡刺激素（FSH）升高可见于睾丸精原细胞瘤、精曲小管发育不全、原发性性腺功能减退、真性性早熟、促性腺激素垂体腺瘤等。卵泡刺激素（FSH）降低可见于下丘脑功能障碍、垂体功能障碍、继发性性腺功能减退、假性性早熟等。

89. 男性血清黄体生成素（LH）异常常见的原因有哪些？

黄体生成素（LH）升高可见于原发性性腺功能低下、真性性早熟、黄体生成素瘤、精曲小管发育不全、努南综合征等情况。黄体生成素（LH）降低可见于继发性性腺功能低下、假性性早熟、孤立性黄体生成素缺乏症、卡尔曼综合征等。

90. 检测男性血清催乳素（PRL）有什么意义？

催乳素（PRL）由腺垂体分泌，与生育功能密切相关。PRL 分泌受下丘脑催乳素因子调控，男性睾丸间质细胞上存在 PRL 特异性受体，通常 PRL 能增强 LH 促进间质细胞合成睾酮的作用，可刺激精子的发生，促进精母细胞演变分化为精子。但是高水平 PRL 会抑制 LH 的分泌，抑制睾酮合成酶的活性及睾酮的合成，进而导致患者出现性欲减退、溢乳、男性乳房发育和生精障碍。

91. 检测男性血清抑制素 B（INHB）有什么意义？

血清抑制素 B（INHB）由睾丸直接分泌，参与垂体功能调节，并在睾丸生精过程中通过旁分泌的方式进行调节。男性下丘脑-垂体-性腺轴是一个完整封闭的反馈调节体系，INHB 能够选择性地抑制垂体合成和分泌 FSH，还可以阻断下丘脑刺激引起的垂体 FSH 释放，对 FSH 的分泌发挥着极强的负反馈作用。INHB 能直接反映睾丸的精子发生情况，与精子总数及睾丸体积呈显著正相关，可作为临床评价男性生育力的重要指标。

92. 男性染色体检测的目的是什么？

男性染色体异常可造成生精障碍和不育。染色体异常，一是指染色体数目不正常；二是指染色体的结构畸变，如染色体断裂、缺失、倒位、易位等。男性不育以性染色体异常最为多见，性染色体异常中又以克氏综合征最为常见。这类患者因睾丸发育时受多余的 X 染色体的影响，精曲小管上皮呈玻璃样变性和纤维化，造成无精子症，其染色体核型为 47，XXY，少数为 46，XY/47，XXY 嵌合体，甚至有 48，XXXY 以及 49，XXXXY。

93. 男性什么情况下需要检测染色体？

当出现以下情况时，就应该立即去做染色体检测，看是否存在染色体异常：无精子症、严重少精子症（浓度 $< 5 \times 10^6$/mL）、两性畸形、第二性征发育不良、女方有多次流产史等。

94. Y 染色体微缺失检测有什么作用？

造成男性不育的因素中，遗传因素约占 30%，其中 Y 染色体微缺失居第二位。Y 染色体是男性特有的染色体，在男性生殖细胞发育和维持中起着关键性作用。Y 染色体长臂上与精子生成密切相关的区域称为无精子症因子区（AZF 区），Y 染色体微缺失主要是指 AZF 区的缺失。AZF 区主要包括 AZFa、AZFb、AZFc 三个区域。Y 染色体微缺失检测主要用于严重少精子症及无精子症患者的病因检查。

95. 什么是精子的冷冻保存？

精子的冷冻保存是指在超低温（−196℃）下维持精子活性的方法。精子冷冻已经有 200 多年历史，在最初相当长的一段时间里，冷冻精子经过解冻后只有少数精子可以存活。随着医疗技术的不断发展，精子解冻后存活率越来越高。精子冷冻技术经过不断发展和完善，目前已经成为人类辅助生殖技术的重要组成部分。

96. 精子冷冻保存有什么意义？

精子冷冻保存可以对男性生育力进行保存，可以避免一些内在和外在因素导致的精子质量进行性下降以及为辅助生殖治疗过程中男方无法取精提供有效的解决方案。

97. 精子冷冻保存在男性生育力保存中有哪些用途？

对于接受放疗、化疗以及会损伤睾丸功能的药物治疗的男性患者，在保存其生育力方面精子冷冻是非常重要的技术。糖尿病和免疫学疾病也会对睾丸组织造成损害，对于这部分患者，也可以建议他们进行精子冷冻以保存生育力。日常工作中可能接触到有毒有害物质或者射线的男性可以通过精子冷冻，避免生育力的下降或者丧失。另外，通过各种外科手术方式获得的睾丸精子、附睾精子可以进行冷冻保存以避免多次手术。

98. 精子冷冻保存在辅助生育中有哪些用途？

对于进入辅助生育治疗周期因有严重心理应激可能造成取精失败的患者，可以将精子提前取出冷冻，待女方取卵日解冻并行体外受精。保存无精子症患者的剩余睾丸组织可以避免反复睾丸组织活检手术对睾丸的损伤。

99. 精子冷冻保存对于人类精子库有何意义？

精子冷冻保存符合国家卫生健康委员会相关法规规定的健康志愿者的精液，为患有无精子症或者遗传疾病男性的配偶提供健康的精子。可避免有害基因遗传给下一代，提高人口素质。人类精子库为我国的优生优育工作开辟了广阔的前景。

100. 冷冻保存对精子有什么影响？

精子冷冻保存损伤了精子膜、顶体结构，影响了顶体酶活性，降低了精子活力。同时精子冷冻保存还可能损伤染色体的结构。所以对于常规的体外受精，精子经过冷冻后的受精率要低于新鲜精子的受精率。

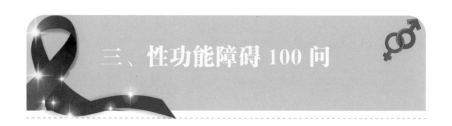

三、性功能障碍 100 问

1. 男性的生殖器官包括什么？

　　男性的生殖器官由内生殖器、外生殖器两大部分组成。其中内生殖器包括睾丸、输精管道和附属腺体，外生殖器部分则包括阴阜、阴囊和阴茎。

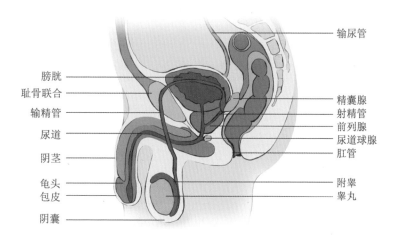

膀胱
耻骨联合
输精管
尿道
阴茎
龟头
包皮
阴囊

输尿管

精囊腺
射精管
前列腺
尿道球腺
肛管

附睾
睾丸

男性生殖系统示意图

2. 什么是男性性功能障碍？

男性性功能障碍是指正常男性性功能的整体活动过程（包括性欲唤起、阴茎勃起、阴茎插入阴道、射精和性满足五个环节）中，任何一个环节发生的障碍。

3. 性功能障碍分为哪些？

性功能障碍分为性欲障碍（包括性冷淡、性厌恶、性欲倒错）、勃起功能障碍、插入障碍、射精功能障碍（包括早泄、不射精、逆行射精）、性感觉障碍（包括性交疼痛、性高潮缺乏等）。

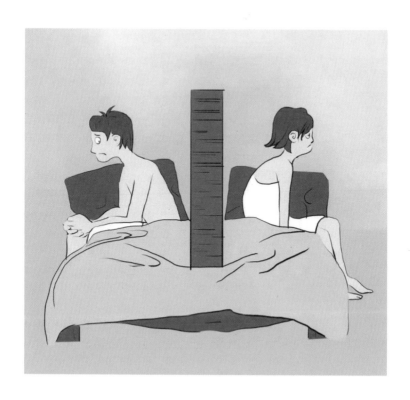

4. 性功能障碍的病因有哪些？

一般将性功能障碍的病因分为两大类，一类为器质性，另一类为功能性（或称为精神性、心理性）。

5. 器质性性功能障碍的常见病因有哪些？

包括健康情况不佳、内分泌疾病、性器官病变、神经病变、手术后、心血管疾病等。

6. 功能性性功能障碍的常见病因有哪些？

包括忧虑、抑郁、夫妻关系不和睦、自卑感、思想不集中、获得性因素、精神冲突、性无知、性错误认识、性技巧问题、不良习惯及药物副作用等。

7. 怎样判断有无性功能障碍？

根据自己的症状、夫妻间的性生活情况，再结合正规医院专科医生的意见，才能正确判断有无性功能障碍。

8. 发现有性功能障碍应该怎么办？

不能病急乱投医，应该要到正规医院的专科，比如泌尿外科、男科就诊。

9. 性交频率多少更健康？

现代性医学认为，性交频率合适的标志是：夫妻双方均认可，而且每次性生活后双方都感到精神振奋、通体舒适。

10. 年过半百，还需要性生活吗？

需要，因为适当的、良好的性生活可以让老年朋友身心欢愉、家庭和睦。

11. 什么是性欲障碍？

性欲障碍一般表现为无性欲、性欲低下、性厌恶、性欲亢进及性欲倒错。需要慎重区分个体差异和正确理解性欲障碍。

12. 什么是性欲低下？

性欲低下是指患者缺乏对性活动的主观愿望。显著的性欲低下也称为性冷淡。在反复适当的性刺激下，仍不能引起性欲者，称为无性欲。

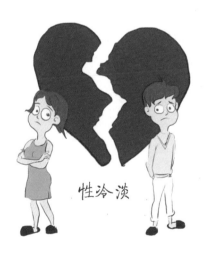

性冷淡

13. 性欲低下的病因有哪些？

性欲低下的病因有器质性、功能性、药物性、精神心理性及社会因素。随着年龄的增长，性欲逐渐减退是正常的生理现象。

14. 性欲低下的治疗方式有哪些？

包括对原发性疾病的治疗、性咨询、性指导、药物治疗等方法。

15. 什么是性欲亢进？

性欲亢进是指除新婚、久别重逢之外，一直有很强烈的性欲望，性欲远远超出一般人水平，主要表现为每天都要求有数次性活动，不分昼夜均有性要求，有的经常更换性伴侣。

16. 性欲亢进的治疗方式有哪些？

包括对原发性疾病的治疗、性咨询、性指导、药物治疗等方法。

17. 什么是性厌恶与无性欲？

性厌恶与无性欲是指对性活动或者性活动意识的一种持续性厌恶感，以女性多见，男性也可发生。

18. 性厌恶与无性欲的治疗方式有哪些？

包括对原发性疾病的治疗、性咨询、性指导、药物治疗等方法。

19. 什么是勃起功能障碍（ED)?

勃起功能障碍（ED）是指阴茎不能达到和维持足以进行满意性交的勃起，时间超过 3 个月。

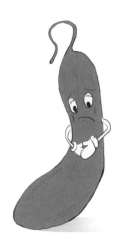

20. 勃起功能障碍（ED）分为哪几类?

勃起功能障碍（ED）分为 3 类：器质性勃起功能障碍、心理性勃起功能障碍、混合性勃起功能障碍。

21. 勃起功能障碍（ED）发病率为多少?

综合国内现有的报道资料，成年人中勃起功能障碍（ED）发病率约为 10%。

22. 男性阴茎勃起硬度如何分级？

男性阴茎勃起后硬度分为 4 个级别：1 级、2 级、3 级、4 级。

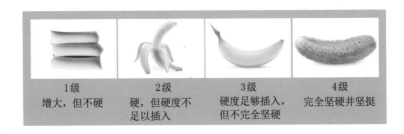

1级	2级	3级	4级
增大，但不硬	硬，但硬度不足以插入	硬度足够插入，但不完全坚硬	完全坚硬并坚挺

23. 勃起功能障碍（ED）的病因有哪些？

包括紧张、抑郁、焦虑、夫妻感情不和等不良精神心理因素，也包括各种血管性原因、神经性原因、手术外伤、内分泌疾病和阴茎本身疾病等。

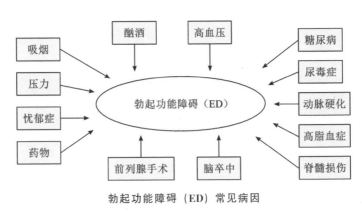

勃起功能障碍（ED）常见病因

24. 勃起功能障碍（ED）的诊断包括哪些方面的
检查？

　　包括病史、体格检查、心理评估及各项实验室检查，如阴茎夜
间勃起功能检测（NPTR）、试听刺激勃起检测（AVSS）、血管活性
药物阴茎海绵体内注射、阴茎彩色多普勒超声检查（CDDU）、阴茎
海绵体造影、选择性阴部内动脉造影及血管功能评估、神经检查等。

25. 男性阴茎勃起功能评分表（IIEF-5）是什么？

　　男性阴茎勃起功能评分表（IIEF-5）见表 3.1。

表 3.1　男性阴茎勃起功能评分表（IIEF-5）

问题	评分标准						得分
	0分	1分	2分	3分	4分	5分	
1. 对阴茎勃起及维持勃起有多少信心？		很低	低	中等	高	很高	
2. 受到性刺激后有多少次阴茎能够坚挺地插入阴道？	无性活动	几乎没有或完全没有	只有几次	有时或大约一半时候	大多数时候	几乎每次或每次	
3. 性交时有多少次能进入阴道后维持阴茎勃起？	没有尝试性交	几乎没有或完全没有	只有几次	有时或大约一半时候	大多数时候	几乎每次或每次	
4. 性交时保持勃起至性交完毕有多大的困难？	没有尝试性交	非常困难	很困难	有困难	有点困难	不困难	

问题	评分标准						得分
	0分	1分	2分	3分	4分	5分	
5. 尝试性交时是否感到满足？	没有尝试性交	几乎没有或完全没有	只有几次	有时或大约一半时候	大多数时候	几乎每次或每次	

注：一般而言，IIEF-5 评分小于 7 分为重度勃起功能障碍，8～11 分为中度勃起功能障碍，12～21 分为轻度勃起功能障碍。

26. 早泄与勃起功能障碍（ED）是一回事吗？

早泄和勃起功能障碍（ED）是完全不同的两个概念，但无论是勃起功能障碍（ED）还是早泄，给男性尊严方面带来的损伤，以及对夫妻生活乃至婚姻幸福的伤害却是相似的，所以，一旦得了，最好能及时就医。

27. 慢性疾病与勃起功能障碍（ED）有什么关系？

很多慢性疾病比如心脑血管疾病、糖尿病、高脂血症、代谢综合征、慢性肝肾功能不全等，都会不同程度地损害阴茎的勃起功能，所以说，勃起功能障碍（ED）可能是很多慢性疾病的预警信号。

28. 男性不育与勃起功能障碍（ED）有什么关系？

男性不育患者中勃起功能障碍（ED）的发病率较高，且性生活频率和 IIEF-5 评分下降。而勃起功能障碍（ED）和性生活频率过少是男性不育的重要原因之一。

29. 手淫会不会导致勃起功能障碍（ED）？

对自身健康未造成影响的适度手淫并不会导致勃起功能障碍（ED），也和勃起功能障碍（ED）没有直接的关系。然而，过度的手淫确实可能会造成勃起功能的降低。

30. 得了勃起功能障碍（ED），一定要治疗吗？

积极治疗勃起功能障碍（ED），首先，满足了男性生理上的需要；其次，也是对女性伴侣的关爱，是维护家庭、社会稳定的重要内容；最后，或许能帮助觉察到一些潜在的疾病。因此，得了勃起功能障碍（ED），及早治疗是一种正确积极的生活态度。

31. 勃起功能障碍（ED）可以治愈吗？

经过治疗，多数以心理性勃起功能障碍（ED）为主的男性能恢复自发性勃起，达到治愈的目标。器质性勃起功能障碍（ED）患者可以选择磷酸二酯酶 V 型抑制剂（PDE5 抑制剂）、真空勃起装置治疗、血管活性药物阴茎海绵体内注射、手术治疗等，需要医生根据患者具体器质性病变的病因来选择。动脉性、静脉性、糖尿病、前列腺癌术后、骨盆骨折尿道断裂术后及脊髓损伤所致的勃起功能障碍（ED）机制各不相同，因而需要不同的处理。

32. 勃起功能障碍（ED）的治疗方式有哪些？

分为一线方案、二线方案、三线方案。一线方案包括口服药物（主要为 PDE5 抑制剂，如西地那非、他达拉非、伐地那非等）、真空勃起装置、冲击波疗法；二线方案包括血管活性药物阴茎海绵体内注射；三线方案包括阴茎支撑体植入等。

33. 目前治疗勃起功能障碍（ED）最主要的方法是什么？

勃起功能障碍（ED）治疗中，目前国际公认的一线方案是药物治疗，即口服 PDE5 抑制剂，又分为长效药物和短效药物两种。

34. 治疗勃起功能障碍（ED）的药物中，长效药物有什么效用？

长效药物如他达拉非的效用：36h 的时间长度里，伴侣双方可以按自己的意愿，选择任何一个彼此都有兴致的时间段，进行令双方都感觉满意的性生活。

35. 治疗勃起功能障碍（ED）的药物中，长效药物和短效药物哪一种更适合我？

正规医院的专科医生会充分考虑您的需求和夫妻生活特点、生活习惯等，帮助您做出适合自己的选择。

36. 勃起功能障碍（ED）的药物治疗中，有什么要注意的？

严格按照医嘱进行，药效就可能得到最大程度的发挥，而药物的不良反应也会被控制在最小范围内，并且定期复诊，及时和专科医生沟通。

37. 第一次服药的剂量有讲究吗？

通常第一次服药时，和小剂量开始服用相比，大剂量开始服用的效果一般会更好。

38. 服用了一两片药物不管用，是坚持还是换药？

开始服用药物时，假如头一两片吃了没反应，此时不要盲目换药，一定要先搞清楚失败的原因。

39. 药物治疗有不良反应吗？

这类药物的不良反应多是一次性的，短暂而且轻微，不会影响性生活，更不影响心血管功能。坚持服用一段时间，这些不良反应会自行消失或者减轻。

40. 药物治疗勃起功能障碍（ED），会影响生育吗？

根据研究报道，与安慰剂相比，服用药物后，精子数量、形态、活动力等方面，在临床上均没有出现有意义的影响，对生育能力几乎没有影响，甚至有研究指出西地那非可以增加精子的活动力。

41. 去哪里购买治疗勃起功能障碍（ED）的药物更放心？

绝大多数男性都是通过先看医生，并在医生的指导下完成了药物的首次尝试。随后，有些男性也会选择凭处方去正规药店购买。

42. 常见的磷酸二酯酶 V 型抑制剂（PDE5 抑制剂）有哪些？

常见的 PDE5 抑制剂有西地那非（俗称"伟哥"）、他达拉非、伐地那非、阿伐那非等。

43. 伟哥是什么？

伟哥，即西地那非。它是美国辉瑞公司研发的全球第一个治疗男性勃起功能障碍（ED）的口服药物。

44. 伟哥是春药吗？

伟哥不是春药，服用后不能直接引发或者提高性欲，只有在性刺激下才起效，使男性的勃起更加坚挺，更加持久，获得满意性生活。

45. 服用伟哥会上瘾吗？

服用伟哥不会上瘾。药物成瘾是一种慢性、复发性、患者不顾后果持续服药的强迫行为。成瘾性药物可诱发性快感或缓解疼痛，导致出现耐受性、依赖性和复发性，使人欲罢不能。而伟哥没有以上副作用，所以不用担心会产生依赖性，更不会像吸毒一样成瘾。

46. 长期服用伟哥会耐药吗？

目前从国内外的一些研究报道来看，还未发现有耐药的情况出现。

47. 伟哥可以标本兼治，去除病根吗？

伟哥的作用机制主要是通过扩张阴茎局部血管起到提高阴茎勃起硬度的作用。对于部分轻度患者或者以心因性为主的患者，服用伟哥同时予以行为疗法，可以起到标本兼治的效果；而另一些患者则无法根治，有可能需要长期服药。特别是对于一些有其他基础疾病，如糖尿病、高血压病等的患者，还需要积极治疗和控制原发疾病。

48. 伟哥如何服用才能发挥最佳疗效？

按照说明书推荐的剂量用药，结合专科医生的建议，才能发挥最佳疗效。

49. 伟哥停用有什么影响吗？

在国内外多项临床研究报道中，均未见到与伟哥停用相关的不良事件报告。

50. 前列腺炎会不会导致勃起功能障碍（ED)？

男性的正常勃起与解剖结构、神经系统、血管系统和内分泌系统等有关，而前列腺炎对上述各个系统基本上没有直接的不良影响，因而不会直接损害男性性功能。但是有些慢性前列腺炎患者会出现勃起功能障碍（ED)，这主要是精神心理因素造成的。

51. 合并前列腺炎的勃起功能障碍（ED）患者能服用伟哥吗？

有研究认为合并前列腺炎的勃起功能障碍（ED）患者服用伟哥，可有效且安全地改善勃起功能。

52. 服用硝酸酯类药物的勃起功能障碍（ED）患者，可以服用伟哥吗？

服用任何硝酸酯类药物的勃起功能障碍（ED）患者，绝对不可以服用伟哥。伟哥是一种 PDE5 抑制剂，它通过抑制环鸟苷酸（cGMP）的降解而发挥作用，但是硝酸酯类药物却能促进 cGMP 生成。服用硝酸酯类药物的患者若服用伟哥，体内 cGMP 将堆积，会导致严重降压效应，而降压又会反射性引起交感神经兴奋，可能会使您的血压降低而导致猝死，或者加重心力衰竭，所以不能合用。

53. 饮酒对服用伟哥有无影响？

截至目前，酒精和包括伟哥在内的 PDE5 抑制剂类药物合用方面的研究数据非常有限。有一项研究认为，红酒不影响伟哥的血浆峰值浓度，二者之间不存在药物代谢或者血流动力学方面的相互作用。

54. 外伤引起的勃起功能障碍（ED）可以治疗吗？

外伤引起的勃起功能障碍（ED）分为功能性和器质性。关于功能性勃起功能障碍（ED），外伤本身对勃起没有影响，只是个人的焦虑、担心等造成的，这种情况通过心理疏导结合短期的药物治疗，效果一般很好。部分外伤导致的勃起功能障碍（ED）可能是器质性的，比如勃起中枢的损伤、阴茎海绵体的损伤等，通过积极的治疗，也能获得很好的效果。

55. 单单食补，可以治好勃起功能障碍（ED）吗？

实际上，无论是国内还是国外的研究，至今医学界还不承认有哪种食品或保健品能彻底改善性功能。

56. 什么是真空勃起装置？

1917 年由美国人莱德勒（Lederer）设计，1960 年由奥斯本（Osben）改良并推广，采用负压使阴茎胀大，将弹性环置于阴茎根部阻止静脉血回流，以维持勃起状态。目前广泛应用于临床，效果也比较肯定，是治疗勃起功能障碍（ED）的一线方案。

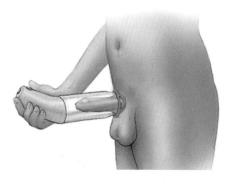

真空勃起装置示意图

57. 常见的真空勃起装置有哪些？

目前常见的真空勃起装置有 Osben 助勃装置、Synergist 助勃装置、康乐助阳器等。

58. 负压吸引缩窄装置的优点有哪些？

优点主要是无创伤、并发症较少、使用不受限制和易接受，适用于各种原因导致的勃起功能障碍（ED）。

59. 负压吸引缩窄装置的缺点有哪些？

缺点主要是操作不方便、妨碍射精、影响性高潮及伴阴茎淤血、疼痛、包皮水肿等并发症。

60. 什么是低能量体外冲击波疗法？

低能量体外冲击波可改善血管内皮功能、促进血管再生和增加阴茎的血流量，从而改善勃起功能。其机制与机械应力引起细胞膜微创有关，由此引起血管生成因子的释放，如血管内皮生长因子、一氧化碳合酶、成纤维细胞生长因子等，促进靶向组织的新生血管生成。

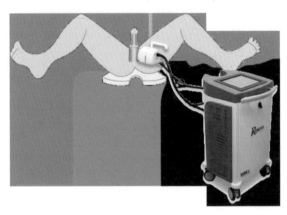

低能量体外冲击波治疗仪外观

61. 低能量体外冲击波疗法的适应证是什么?

适用于早期糖尿病、心血管疾病合并轻中度勃起功能障碍(ED)患者。

62. 低能量体外冲击波疗法的优点和缺点有哪些?

优点是非损伤性微能量刺激,能修复局部组织病理变化,改善勃起功能,有效率较高(70%),对人体器官无副作用。缺点是价格较昂贵。

63. 什么是血管活性药物阴茎海绵体内注射?

20 世纪 80 年代,有医生相继发现给阴茎海绵体注射罂粟碱或者酚苄明等血管活性药物后,药物作用于阴茎海绵窦平滑肌和(或)阴茎动脉平滑肌,使阴茎勃起。

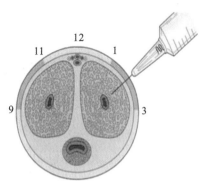

血管活性药物阴茎海绵体内注射示意图

注:图中数字 1、3、9、11、12 为时钟数字,示意注射角度和方向。

64. 血管活性药物阴茎海绵体内注射的优点有哪些？

优点主要是可用于治疗各种病因的勃起功能障碍（ED）并获得较好的勃起效果、全身反应最小、起效快、禁忌证相对较少。

65. 血管活性药物阴茎海绵体内注射的缺点有哪些？

缺点主要是操作不便，疼痛明显，可引发阴茎异常勃起和海绵体纤维化等副作用，费用较高。

66. 什么是阴茎支撑体植入？

阴茎支撑体植入又称为阴茎假体植入术，是将阴茎支撑体或假体植入阴茎海绵体腔内，恢复海绵体丧失的膨胀、勃起、支撑阴茎功能，使患者重新获得性行为的能力，以治疗男性勃起功能障碍（ED）。

67. 阴茎支撑体的类型有哪些？

目前，支撑体的类型有半硬支撑体、两件套支撑体、可膨胀性三件套支撑体，临床应用较多的是可膨胀性三件套支撑体。

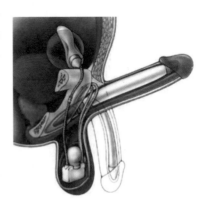

可膨胀性三件套支撑体示意图

68. 阴茎支撑体植入的适应证有哪些？

经一线方案和二线方案治疗无效的器质性勃起功能障碍（ED）；严重精神性勃起功能障碍（ED）；经相关治疗无效，夫妻强烈要求行手术治疗者。

69. 阴茎支撑体植入的禁忌证有哪些？

阴茎海绵体严重纤维化、阴茎异常短小者、有严重全身性疾病、精神病患者或可疑患者、动机不良或期望值过高者、患有活动性感染没有控制者、患有明显的下尿路疾病。

70. 阴茎支撑体植入的并发症有哪些？

感染（1%～5%）、糜烂（侵蚀）、机械故障（1%～5%）、自发性勃起及其他。

71. 什么是阴茎异常勃起？

正常成年男性在性活动或持续性刺激下，阴茎勃起能持续数分钟甚至 1h 以上，若在非上述状态下，阴茎持续勃起超过 4h，称为阴茎异常勃起。

72. 阴茎异常勃起分为哪几种类型？

分为缺血型、非缺血型和反复发作型。

73. 阴茎异常勃起的病因有哪些？

外伤、饮高度酒、暴力性行为、血液疾病、肿瘤侵犯、手术损伤等。

74. 阴茎异常勃起的治疗要点是什么？

及时到正规医院就诊、积极治疗是阴茎异常勃起的治疗要点，越迟就诊越容易出现勃起功能丧失等后果。

75. 阴茎异常勃起的治疗方法有哪些？

包括保守治疗、介入治疗和手术治疗。

76. 什么是射精障碍？

射精障碍是常见的一种性功能障碍，常分为 5 种：早泄、射精延迟、不射精、逆行射精及射精疼痛。

77. 什么是早泄？

早泄的定义多种多样且有争议，概括地说，男子在性交时失去控制射精的能力，阴茎插入阴道之前或插入阴道性交很快即射精，称为早泄。

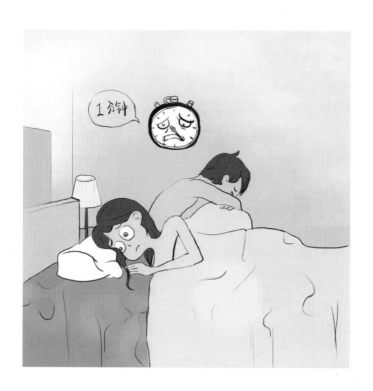

78. 早泄的病因有哪些?

包括精神心理因素、外生殖器及尿道疾病,如慢性前列腺炎、包皮过长、包茎、尿道炎等。

79. 早泄的治疗方法有哪些?

根据发病的原因选择治疗方法:包括性感集中训练、行为治疗、脱敏治疗及性交技巧、频率、体位的指导等,还包括口服药物及外用药物。

80. 早泄可以通过药物治疗吗？

其实早泄药物的基础是抑郁症患者使用的抗抑郁药。抑郁症患者服用抗抑郁药后发现性生活时间能够显著延长。这个现象引起了男科专家的注意，后来开发了达泊西汀这种 5-羟色胺再摄取抑制剂，专门治疗男性早泄。

81. 什么是射精延迟？

射精延迟是指能有性欲、能产生有效的阴茎勃起，但是在长时间的性刺激下才能发生射精。

82. 射精延迟的病因有哪些？

包括药物因素、环境因素、心理因素、神经系统的损伤等。

83. 射精延迟的治疗方法有哪些？

包括心理治疗、行为疗法、原发疾病的治疗、震动器治疗和直肠电刺激射精治疗等。

84. 什么是不射精？

不射精是指能够正常勃起并进行性活动，但是不能达到性高潮，不能射精，大多伴有枯燥乏味感，常导致不育。

85. 不射精的发病率是多少？

综合国内现有的报道资料，不射精发病率是 8％～39％。

86. 不射精的病因有哪些？

心理性原因，器质性原因包括神经损伤、糖尿病、慢性酒精中毒、过量服用药物等。

87. 不射精的类型有哪些？

分为原发性不射精和继发性不射精。原发性不射精：在清醒状态下从未有过射精。继发性不射精：曾有在阴道内正常射精经历，以后因其他因素影响而不射精。

88. 不射精的治疗方法有哪些？

不射精的治疗方法有性知识的教育、心理行为疗法、原发性疾病的治疗、药物治疗及阴茎震动器震动诱发射精。

89. 什么是逆行射精？

在性活动时有性高潮及射精感，但未见精液射出或流出尿道口，而逆向进入膀胱内。

90. 逆行射精的病因有哪些？

糖尿病、膀胱尿道炎症、膀胱颈部肌肉功能异常、局部神经支配失调、膀胱及前列腺手术损伤神经等。

91. 逆行射精的治疗方法有哪些？

逆行射精的治疗方法有药物治疗或者手术治疗，若效果不好且有生育要求者，可考虑辅助生殖技术助孕治疗。

92. 什么是射精痛？

射精痛是指在性活动达到高潮而射精时发生性器官的疼痛。

93. 射精痛的病因有哪些？

精囊炎、前列腺炎、附睾炎、前列腺及精囊结石、生殖系统肿瘤、尿道狭窄、严重包茎、阴茎结石等。

94. 射精痛的治疗思路是什么？

应积极追查病因，以治疗原发性疾病为主。

95. 什么是性偏好障碍？

性偏好障碍是指采取与常人不同的行为方式来得到性欲的满足，

又称为性偏离、性倒错。

96. 性偏好障碍的表现有哪些?

包括窥阴癖、露阴癖、恋物症、异装症、恋童癖、恋兽癖、性施虐症、性受虐症、电话秽语症、触摸症、挨擦症等。

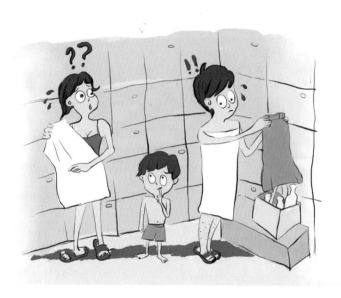

97. 性偏好障碍的发生机制有哪些?

包括遗传、脑部轻度损伤、脑部性激素的异常、条件反射的影响、学习理论的影响等。

98. 性偏好障碍的治疗目的是什么？

性偏好障碍的治疗目的是教会或者用药物帮助性偏好障碍者控制自己那些侵犯他人的性行为，建立起正面的自我形象和培养良好的生活方式，学会正常的社交手段。

99. 性偏好障碍的治疗途径有哪些？

包括减少变态的性兴趣和行为、增加正常的性兴趣和行为。对于不愿意放弃变态性行为的性偏好障碍者，帮助他们遵循社会的规范，避免侵犯他人。

100. 性偏好障碍的治疗方法有哪些？

包括心理治疗、药物治疗及手术治疗。

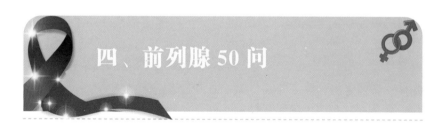

四、前列腺 50 问

1. 前列腺在哪里？

前列腺是男性特有的性腺器官。前列腺如栗子，底朝上，与膀胱相贴，尖朝下，抵泌尿生殖膈，前面是耻骨联合，后面是直肠，所以医生检查前列腺的时候，可做直肠指诊，可以检查前列腺的大小、质地、是否增大、有无触压痛、有无肿块等。

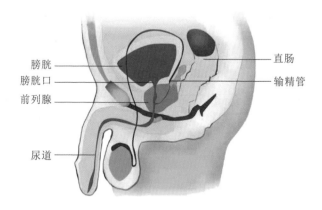

膀胱 ——

膀胱口 ——

前列腺 ——

—— 直肠

—— 输精管

尿道 ——

2. 前列腺有什么功能？

前列腺是具有内、外双重分泌功能的性分泌腺。作为外分泌腺，前列腺每天分泌约 2 mL 的前列腺液。前列腺液是精液的主要成分，对精子正常的功能具有重要作用，对生育非常重要，详见"前列腺液有什么作用？"所述。作为内分泌腺，前列腺分泌的激素称为前列腺素，对内分泌系统、生殖系统、消化系统、血液系统、呼吸系统、心血管系统、泌尿系统及神经系统均有作用。

3. 前列腺液有什么作用？

（1）促进精液的液化：前列腺液中的胰凝乳蛋白酶可促进精液的液化。

（2）激发精子的活力：前列腺液中含有一种特殊的成分，能够使精子从精液中获取营养，激发精子的活力。

（3）提高精子的成活率：前列腺液略偏碱性，可中和女性阴道中的酸性分泌物，减少酸性物质对精子的侵蚀，提高精子的成活率。

（4）帮助受精：前列腺液中含有蛋白水解酶和纤维蛋白溶解酶，可帮助精子穿过子宫颈内的黏液屏障和卵子的透明带，使精子和卵子能够顺利结合。

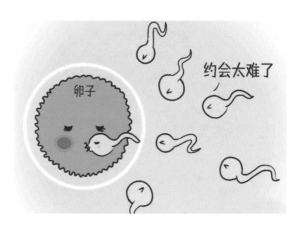

4. 什么叫作前列腺炎？

通俗地说，前列腺炎就是指前列腺发炎，从而引起会阴部不适感，常合并有排尿异常症状和性功能下降。具体来说，是指前列腺特异性和（或）非特异性感染所致的急性或慢性的炎症，可引起全身或局部的症状，可有尿频、尿急、尿痛、排尿不适、排尿灼热感、尿后滴沥、终末血尿、尿道口有乳白色分泌物等症状，可伴有阴部坠胀、疼痛，并可向会阴部、腰骶部或大腿放射，可出现高热、寒战、头痛、全身疼痛、神疲乏力、食欲不振等症状，部分患者有早泄、遗精、性欲减退或阳痿，可有射精痛和血精，可能影响生育，还可能有失眠多梦、乏力头昏、缺乏自信感、情绪低沉、记忆力减退等症状。

5. 前列腺炎分为几种类型？

前列腺炎一般分为 4 种类型。其中 I 型，即急性细菌性前列腺炎确实是细菌感染造成的。一般起病急，可表现为突发的发热性疾病，伴有持续和明显的下尿路感染症状，如尿频、尿急和尿痛等。化验检查示尿液中白细胞数量升高，血液和（或）尿液中的细菌培养阳性。

II 型，即慢性细菌性前列腺炎，一般也认为与细菌感染有关，表现为反复发作的下尿路感染症状，持续时间超过 3 个月，前列腺按摩液、精液、尿三杯化验的第三杯尿中白细胞数量升高，细菌培养结果阳性。

而作为前列腺炎中最常见的类型——III 型，即慢性前列腺炎、慢性骨盆疼痛综合征，一般认为与细菌的感染没有直接关系。一般主要表现为长期、反复的骨盆区域疼痛或不适，持续时间超过 3 个月，可伴有不同程度的排尿症状和性功能障碍，严重影响患者的生活质量，前列腺按摩液、精液、尿三杯化验的第三杯尿中细菌培养结果阴性。

Ⅳ型，即无症状性前列腺炎，也认为与细菌的感染没有直接关系。一般无主观症状，仅在有关前列腺方面的检查（前列腺按摩液、精液、前列腺组织活检及前列腺切除标本的病理检查等）中发现炎症证据。

6. 前列腺炎都是细菌感染造成的吗？

根据前列腺炎的分型可知，前列腺炎不都是细菌感染造成的。Ⅰ型前列腺炎和Ⅱ型前列腺炎属于细菌性前列腺炎，而Ⅲ型前列腺炎和Ⅳ型前列腺炎与细菌的感染没有直接关系。

7. Ⅰ型前列腺炎如何治疗？

Ⅰ型前列腺炎的治疗主要使用广谱抗生素，以及对症治疗和支持治疗。

8. Ⅱ型前列腺炎如何治疗？

Ⅱ型前列腺炎的治疗推荐以口服抗生素为主，选择敏感性药物，疗程为 4～6 周，期间应对患者进行疗效阶段性评价。

9. Ⅲ型前列腺炎如何治疗？

Ⅲ型前列腺炎的治疗也可先口服抗生素 2～4 周，再评估疗效。同时辅以非甾体抗炎药、α 受体拮抗剂、M 受体拮抗剂等改善排尿症状和疼痛。

10. Ⅳ型前列腺炎如何治疗？

Ⅳ型前列腺炎，又叫无症状性前列腺炎，无临床症状，仅在有关前列腺方面的检查时发现炎症证据，该类型前列腺炎无须治疗。

11. 非细菌性前列腺炎的治疗也要使用抗生素吗？

非细菌性前列腺炎是否适宜使用抗菌药物治疗，临床上仍有争论。"无菌性"前列腺炎患者也可使用对细菌和支原体有效的药物，如果抗生素治疗无效，确认为无菌性前列腺炎者，则停用抗生素治疗。

12. 前列腺炎的感染途径有哪些？

（1）经尿道直接蔓延：是一条较为多见的感染途径。细菌经尿道口上行进入尿道，再经前列腺导管侵入前列腺，可引起急性前列腺炎或者慢性前列腺炎。

（2）经血液循环感染：身体其他地方感染灶的致病菌可以经过血液循环到达前列腺，引起前列腺炎。常见的有皮肤、扁桃体、龋齿、呼吸道或者肠道感染灶的致病菌入血后侵入前列腺，从而引起炎症。

（3）淋巴感染：该途径比较少见。前列腺邻近的组织或者器官如直肠、结肠、膀胱、尿道等部位感染时，炎症通过淋巴管道引起前列腺炎。

13. 急性前列腺炎的表现有哪些？

急性前列腺炎是成年男性的常见病，是指前列腺感染所致的急性炎症，可表现为尿频、尿急、尿痛，可出现尿滴沥、终末血尿、会阴部坠胀疼痛，并可向阴部、腰骶部或大腿放射，可出现高热、寒战、头痛、全身疼痛、神疲乏力、食欲不振等症状。

14. 哪些情况会引起急性前列腺炎？

手淫和房事过度是引起前列腺炎的常见诱因。急性前列腺炎是男性泌尿生殖系统常见的感染性疾病，致病菌以大肠杆菌为主，约占 80%。感染途径为血行感染或直接蔓延。

血行感染，常继发于皮肤、扁桃体、龋齿、肠道或呼吸道急性感染，细菌通过血液到达前列腺部引起感染。

细菌经尿道直接蔓延较多见，主要见于：淋菌性尿道炎时，细菌经前列腺管进入前列腺体内引起炎症；使用尿道器械时带入细菌或上尿路炎症时细菌下行，致前列腺感染；前列腺增生和结石使前列腺部尿道变形、弯曲、充血，失去对非致病菌的免疫力而发生前列腺炎。

15. 慢性前列腺炎的表现有哪些？

慢性前列腺炎的症状轻重不一，轻者可无症状。但大多数患者的会阴部或直肠有疼痛或不适感。疼痛可放射至腰骶部、耻骨、睾丸、腹股沟等处，可有排尿不适、排尿灼热感、尿道口常有乳白色分泌物等。

16. 慢性前列腺炎的病因有哪些？

慢性前列腺炎包括慢性细菌性前列腺炎和非细菌性前列腺炎两部分。

慢性细菌性前列腺炎的病因主要为病原体感染，以逆行感染为主，病原体主要为葡萄球菌属，常有反复的尿路感染发作病史或前列腺按摩液中持续有致病菌存在。

　　非细菌性前列腺炎是多种复杂的原因引起的，有炎症、免疫、神经、内分泌参与的错综的病理变化，以尿道刺激症状和慢性盆腔疼痛为主要临床表现，而且常合并精神心理症状，临床表现多样。病程缓慢，迁延不愈。

17. 前列腺的检查有哪些？

　　前列腺的检查包括体格检查（直肠指检）和辅助检查（前列腺液化验、B 超、CT、MRI 检查等）。此外，尿流率测定、残余尿测定、血液的某些生化检查、X 线检查、膀胱镜检查、放射性核素检查等均对前列腺疾病有诊断和辅助诊断意义。

18. 直肠指检是怎么回事？

　　由于前列腺紧贴着直肠前壁，距离肛门又非常近，因此，医生可以戴着橡胶手套，通过肛门插入示指，可以很容易地摸到前列腺。直肠指检可以摸清前列腺的大小、形状、质地、中央沟、有无结节和有无压痛等；还可以通过挤压，使前列腺的分泌液从尿道口滴出，做显微镜下的观察、生化检查和细菌培养等。

19. 前列腺按摩是怎么回事？

　　前列腺按摩，就是对前列腺进行按摩，是通过定期对前列腺按摩、引流前列腺液，使其排出炎性物质而改善前列腺分泌液淤积，改善局部血液循环，促使炎症吸收和消退的一种疗法。前列腺按摩方法对于患慢性细菌性前列腺炎，腺体饱满、柔软，脓性分泌物较多者尤其适用。它既是一种诊断方法，又是一种治疗手段。

　　具体操作方法：患者取胸膝位。术者右手示指戴橡皮手套，涂润滑的液状石蜡，先轻柔按摩肛周而后缓缓伸入直肠内，摸到前列腺后，用示指的最末指节对着前列腺的直肠面，从外向内、向下对前列腺进行按压，即先从腺体的两侧向中线各按压 3～4 次，再从中央沟自上而下向尿道外口挤压出前列腺液。一般 1 周按摩 1～2 次。

注意：怀疑有前列腺结核、肿瘤的患者禁忌按摩。前列腺萎缩、硬化者不宜按摩。慢性前列腺炎急性发作期间禁忌前列腺按摩，以免引起炎症扩散，甚至引起败血症。

20. 如何知道自己是否得了前列腺炎？

很多人身体有什么不舒服了就喜欢先上网查询，有的人一不小心就被那些"免费咨询"给吸引了，聊着聊着一不小心就陷入了小广告的陷阱，最后被骗了钱财，还可能延误了病情。前列腺炎分类复杂，病因各异，出现的症状也有很多种，尿频、尿急等是前列腺炎最常见症状，前列腺炎的症状还包括疼痛、分泌物异常、精神状态改变等。男性朋友出现相关症状后应及时去正规医院接受检查以确诊，以免延误病情。

21. 前列腺炎常见吗？

前列腺炎是泌尿外科和男科门诊的常见疾病，是中青年男性的常见病，根据统计大部分的男性在一生中都患过此病。

22. 前列腺炎可怕吗？好治吗？

目前，各类媒体和不正规医院的各种宣传，致使很多前列腺炎患者对于该病没有正确的认识，觉得前列腺炎很可怕、很难治疗，思想压力很大。其实完全没有必要过于忧虑，前列腺炎是泌尿外科和男科门诊的常见疾病，应及时到正规医院进行规范的诊疗。

23. 治疗前列腺炎，最重要的是什么？

治疗前列腺炎，最重要的是选对医生，并且相信医生，坚持按照疗程治疗。遗憾的是，目前相当一部分患者对前列腺炎的诊断和治疗缺乏正确的认识，或者一知半解，在治疗过程中缺乏对医生的信任，并不能很好地配合医生进行规范的检查和治疗。还有一些患者误入不正规医疗机构，做了大量毫无意义的检查和治疗。

24. 有尿频、尿急、尿不尽，还有夜尿增多，这是得了前列腺炎吗？

前列腺炎可以表现为尿频、尿急、尿不尽，还有夜尿增多，但是反过来就不一定成立了，即并非所有的尿频、尿急、尿不尽和夜尿增多的患者一定得了前列腺炎，还可能得了其他疾病或者合并有其他疾病（例如前列腺增生），因此，作为缺乏专业医学知识和训练的大众，出现这些症状的时候还是及时到正规医院接受检查和治疗为好。

25. 前列腺炎的治疗策略是怎样的？

前列腺炎的治疗策略是：首先，要在医生检查下查明病因；其次，根据病因积极抗感染及对症治疗；最后，还要重视自我保健，主要包括重视心理调节、加强饮食调理、坚持良好的生活习惯以及规律适度的性生活等。

26. 前列腺炎患者会出现精神问题吗？

前列腺炎除了可以引起身体的不适症状之外，还可能导致失眠多梦、乏力头昏、缺乏自信、情绪低沉、记忆力减退等。有的前列腺炎患者因病程长，易反复，常心烦意乱、烦躁不安、焦虑，以及意志消沉、悲观失望，甚至产生抑郁症状，影响治疗信心和进程，因此，要在患者用药的同时重视心理调节。

27. 前列腺炎患者如何进行心理调节？

首先，要对疾病有正确的认识，既不要讳疾忌医，也不必过于忧虑。若不重视前列腺炎，未能及时就诊或者误诊误治，则可能延误和加重病情。其次，应该充分认识到前列腺炎是常见病，并非疑难、不治的病症。只要正确认识、努力克服不良心理状态，保持心情愉快，增强治疗信心，配合治疗，都可以获得良好的效果。

28. 前列腺炎患者如何进行饮食调理？

前列腺炎患者的饮食以少刺激最为重要，这是因为刺激性食物会造成前列腺充血从而加重病情。因此，饮食要以清淡、富营养和少刺激为宜，尽量避免食用辛辣食物，如辣椒、胡椒、大葱、大蒜、生姜、韭菜等，还有避免吸烟和饮酒。

29. 前列腺炎患者在日常生活中要注意什么？

日常生活中应当特别注意避免可能引起病情反复或者加重的因素，如生活无规律或饮食不当、过度劳累、便秘可引起前列腺充血而加重病情。因此，患者要规律作息，避免熬夜，保证充分睡眠；要按时进餐，防止暴饮暴食，可多吃一些润肠利便的食物，如香蕉和绿叶蔬菜，以保持大便通畅。

30. 前列腺炎患者可以过性生活吗？

前列腺炎患者不必完全禁止性生活，而且，规律性排精（1～2次/周）有助于前列腺炎的恢复。同时应避免过频的性生活，因为性生活可使前列腺反复充血，可加重感染程度。另外，不洁性生活可引起新的感染。因此，患者在治疗期间要注意适当减少性生活次数，避免手淫和不洁性生活，治愈后半年内也注意节制性生活。

31. 前列腺炎患者过性生活会不会将疾病传染给女方？

前列腺炎并非都由细菌感染引起的，即使是细菌性前列腺炎，细菌大多以葡萄球菌和大肠杆菌为主，均非传染而来，也不会传给女方。

32. 前列腺炎用什么药物治疗最好？

前列腺炎分为细菌性和非细菌性两类，必须在医生指导下，根据检查结果选择控制相应病原微生物的药物，做到科学合理用药。切忌自行随意买些抗生素来服用，特别不要轻信游医和虚假广告，以减少精神与经济损失和避免延误病情。

33. 前列腺炎会影响性功能吗？

前列腺炎的主要表现是排尿症状（尿频、尿急、尿不尽、尿分叉等）和疼痛症状（下腹疼痛、会阴疼痛、阴囊疼痛等），并非都会影响性功能。部分患者可能有早泄、遗精、性欲减退、阳痿、射精痛、血精。

34. 前列腺炎会影响男性生育力吗？

大部分的前列腺炎是不影响生育的，不过也有一些患者会出现精液质量下降、精子功能不佳等，从而对生育造成影响。前列腺炎一般不会影响到睾丸内的精子产生和附睾内的精子成熟，但是会对精浆造成一定影响。精液由精子和精浆组成。精浆是精液的重要组成部分，对生育有重要的作用。精浆的主要成分是精囊液与前列腺液，其中前列腺液占精液的 25%～33%。所以患前列腺炎时，前列腺液中酶的活性就会下降，使精液的液化时间延长，阻碍精子的活动能力，不利于精子的活动和生存，从而影响生育。

35. 有前列腺炎还可以要小孩吗？

一般情况下，前列腺炎不影响生育，但是考虑到前列腺炎治疗期间的药物、理疗如热水坐浴等对精子产生的影响，本着优生优育的原则，建议治疗好后再备孕。

36. 前列腺炎可以不治疗吗？

这个要看具体情况，根据《中国前列腺炎诊断治疗指南》，并非所有的前列腺炎患者均需要治疗，不影响生活质量的可以不进行治疗。

37. 前列腺炎不治疗的话能自愈吗？

如果是比较轻微的前列腺炎，通过生活上的调理是可以自愈的，但是比较严重的前列腺炎就需要积极采取必要的治疗措施才能够被治愈。

38. 治疗了前列腺炎，阳痿、早泄就会好吗？

如果是由前列腺炎引起的阳痿、早泄，那么是的。但是需要注意，前列腺炎一般是以排尿症状（尿频、尿急、尿不尽、尿分叉等）和疼痛症状（下腹疼痛、会阴疼痛、阴囊疼痛等）为主，很少引起阳痿、早泄，因此，应该通过医生的诊治，明确阳痿、早泄有无其他病因。

39. 前列腺炎会转变为前列腺增生吗？

前列腺炎与前列腺增生是两种不同的疾病，不会互相转化。对于中老年人来说，可能会有前列腺炎和前列腺增生并存。

40. 前列腺炎如果一直不治疗，以后会容易得前列腺癌吗？

目前的研究结果尚未发现前列腺炎与前列腺癌有直接关系，前列腺炎是否及时治疗、是否规范治理、疗程是否足够，与前列腺癌的发生也无明确关系。

41. 前列腺炎和前列腺癌都表现为前列腺特异性抗原（PSA）升高吗？

前列腺特异性抗原（PSA），是目前筛查前列腺癌最主要的实验室指标之一。血液中的 PSA 升高，可能是罹患前列腺癌的征兆，但也有可能是前列腺增生或前列腺炎引起的。急性前列腺炎患者有血PSA 升高的现象，在足够剂量的抗生素治疗后 PSA 可恢复正常；而慢性前列腺炎患者同样可能有血 PSA 升高的现象。因此，即使检查发现 PSA 升高，也不用过于担心，需要结合年龄、病史、体格检查、B 超、磁共振甚至前列腺穿刺活检等进一步明确诊断。

42. 前列腺炎能彻底治愈吗？

前列腺炎是一种炎症性的疾病，是可以彻底治愈的。但是如果治疗不及时或治疗不当，很容易造成前列腺炎症状反复发作，还会导致一些并发症的出现，并随病程的长短及病情轻重程度不同而影响程度不同。

43. 治疗前列腺炎要多久？

治疗前列腺炎的时间，是因人而异的。患者的具体病情、治疗手段是否有效以及患者自身的身体状况，都会对治疗时间产生影响，因此，并没有一个准确的时间来限定。非要说一个大概的话，早期治疗要维持 2 周以上，某些感染要 8～12 周甚至更久，但是有一点是明确的：早发现、早治疗、规范治疗是缩短治疗时间最好的方式。

44. 为了治疗前列腺炎，我自己买过好几种药，也看过几个医生，病情还是反反复复的，怎么办？

前列腺炎的规范治疗非常重要，治疗期间不要随便换药或更换治疗方法，因为症状的缓解常需要一段时间，如果随便换药，易致菌群失调或产生耐药，导致治疗的不彻底。

45. 治疗前列腺炎都有些什么方法？

前列腺炎的治疗首先要进行临床评估，确定疾病类型，然后再针对病因选择治疗方法。可以选择的治疗方法也有很多，包括：抗菌治疗、止痛、物理治疗（前列腺按摩及热疗、微波、射频、超短波、中波和热水坐浴）、α受体拮抗剂、M受体拮抗剂、手术治疗、生物反馈治疗、经会阴体外冲击波治疗、心理治疗、中医中药治疗等。

46. 治疗前列腺炎，是否需要使用消炎药？

消炎药这个说法是不准确的，一般指抗生素。并非所有的前列腺炎治疗都要使用抗生素。在有指征使用的情况下，很多患者所谓的"消炎药"，其实分两种类型，一种是抗生素，另一种是抗炎药。建议先进行前列腺液培养，发现致病病原体后再选择针对性的药物治疗。非细菌性前列腺炎患者若有细菌感染征象，经一般疗法治疗无效时，亦可适当采用抗生素治疗。抗炎药则常用非甾体抗炎药，一般使用吲哚美辛内服或栓剂。

47. 前列腺炎的物理治疗是怎么回事？

有多种物理因子被用作前列腺理疗，如微波、射频、超短波、中波和热水坐浴。它们对松弛前列腺、后尿道平滑肌及盆底肌肉，加强抗菌疗效和缓解疼痛症状有一定好处。另外，前列腺按摩也是物理治疗的一种，前列腺按摩可排空前列腺管内浓缩的分泌物以及引流腺体梗阻区域的感染灶，因此对顽固病例可在使用抗生素的同时每3～7天做前列腺按摩。

48. M 受体拮抗剂可以治疗前列腺炎吗？什么情况下使用呢？

对伴有膀胱功能过度活动症状表现，如尿急、尿频、夜尿增多但无尿路梗阻的前列腺炎患者，可以使用 M 受体拮抗剂治疗。

M 受体拮抗剂分为非选择性和选择性两种。其中非选择性 M 受体拮抗剂主要包括托特罗定、奥昔布宁。选择性 M 受体拮抗剂主要是索利那新。目前国内常用的 M 受体拮抗剂主要有托特罗定和索利那新。

49. α 受体拮抗剂可以治疗前列腺炎吗？什么情况下使用呢？

前列腺炎患者的前列腺、膀胱颈及尿道平滑肌张力增加，排尿时后尿道内压增高致尿液反流入前列腺管，是引起前列腺痛、前列腺结石及细菌性前列腺炎的重要原因，此时应用 α 受体拮抗剂能有效地改善前列腺痛及排尿症状，有助于防止尿液在前列腺内反流，对防止感染复发有重要意义。α 受体拮抗剂主要有多沙唑嗪、萘哌地尔、坦索罗辛和特拉唑嗪，可根据患者的情况来选择。

50. 我在网上咨询了一个男科主任医师，他说我前列腺问题很严重，而且前列腺有包膜，吃药没有用，让我做射频消融治疗和排毒治疗，我应该怎么办？

你应该先去正规医院看一下泌尿外科或者男科医生，明确一下诊断和疾病情况再说。

前列腺确实有包膜，由于前列腺脂质包膜的屏障作用，大多数抗菌药物难以进入前列腺内达到有效的抑菌浓度，但也有许多药物是可以进入前列腺组织和腺管，并可达到治疗浓度要求的，如喹诺酮类药物（左氧氟沙星等）和大环内酯类药物（米诺环素、阿奇霉素、罗红霉素等）。从目前的观察看，前列腺的侵入性治疗，如注射、消融、激光、灌注等，风险大于疗效，不推荐使用。

五、中医男科 100 问

1. 中医男科学是怎样的一门学科？

中医男科学是运用中医药理论来认识和研究男性生理、病理、养生保健、优生特点以及男性特有疾病的发生、发展、转归、诊断、治疗和护理规律的一门中医临床学科。

2. 中药有杀精子的药物吗？常见杀精中药有哪些？

中药确实有抑精或者杀精的药物，诸如雷公藤、七叶一枝花、苦参、蛇床子、山慈姑、土贝母等。

3. 中医男科疾病的治疗方法有哪些？

中药内服、药物外治、针灸、食疗、按摩、气功、心理治疗等方法。

4. 中医常用药物外治方法有哪些？

热熨、熏洗、敷贴、坐浴、艾灸、直肠灌注、中药离子导入、肛门塞药等。

5. 中医男科病的常见病机有什么？

精瘀、痰凝、血瘀、湿浊、热毒、肝郁、气虚。

6. 男科常见的补阳药物有哪些？

淫羊藿、菟丝子、鹿角胶、肉苁蓉、仙茅、巴戟天、肉桂等。

7. 男科常见的补阴药物有哪些？

熟地、山萸肉、枸杞子、女贞子、鳖甲、龟板等。

8. 男科常见的补气药物有哪些？

人参、黄芪、党参、太子参。

9. 男性常见的体质类型有哪些？

平和质、气虚质、阳虚质、阴虚质、痰湿质、湿热质、血瘀质、气郁质。

10. 常见增强男性性功能的食物有哪些？

羊肉、狗肉、鸭肉、雀肉、韭菜、鹿肉、牛肉等。

11. 常见降低男性性功能的食物有哪些？

冬瓜、芥蓝菜、菱角、茭白、苦瓜等。

12. 男性养生要点是什么？

均衡饮食、起居有常、劳逸结合、调畅情志、房事适度、戒除陋习、健身强体。

13. 阳痿的发病机制有哪些？

多责于肾，同肝气郁结、肝失疏泄、湿热下注、瘀血阻络有关。

14. 阳痿常见食疗方有什么？

炖狗肉、鸡子黄芪瘦肉汤、韭黄炒蛋、羊肉汤等。

15. 阳痿的预防要点是什么？

调畅情志、饮食均衡、节制房事、普及性知识、早期治疗、夫妻同治。

16. 早泄的中医治疗原则是什么？

虚则补之，实则泻之；湿热者清利，阴虚火旺者滋阴降火，阴阳两虚者阴阳双补。

17. 不射精的单验方有什么？试举例。

麝香粉 0.3g，敷脐部。远志、王不留行、石菖蒲各 10g，煎水喝。

18. 男性不育的主要病机是什么？

肾阳虚衰、肾阴亏损、脾肾阳虚、气血亏损、肝郁气滞、肝经湿热、痰湿内蕴、外伤等。

19. 男性不育患者的注意事项有哪些？

普及性教育、按照病程服药、饮食调理、戒除不良嗜好、避免有害因素影响、运动。

20. 男科精子异常的用药指导思想是什么？

补肾填精、活血化瘀、清利湿热。

21. 遗精的主要病机是什么？

肾虚精关不固，热扰精室。病变涉及五脏，以心肝肾最为密切，多虚实夹杂。

22. 遗精的食疗方法有哪些？

莲子煲猪肚、羊肉粳米粥、荷叶粥等。

23. 缩阳的治疗原则是什么？

缩阳又称阳缩或者阴缩，治疗原则以温肝散寒为主，兼有湿热者清利湿热，阴虚火旺者滋阴降火，脾肾阳虚者温补脾肾，气滞血瘀者活血行气。

24. 男子梦交的治疗原则是什么？

调整阴阳、滋阴降火、养血柔肝、镇静安神。

25. 中医对尿痛是如何认识的？

尿痛的病机多为湿热、肝郁、脾肾亏损。病变初期多为实证热证，久之转为寒证虚证。以清热利湿、行气活血、温阳补肾为治疗方法。

26. 中医对血尿是如何认识的？

血尿多为热邪迫血、气不摄血、瘀血阻滞引发血溢脉外、血不归经所致。治疗应分为虚火同实火，采取清热泻火、凉血止血、行气散结、活血化瘀、补脾摄血的治疗原则。

27. 中医对睾丸疼痛是如何认识的？

睾丸疼痛多责之于肝，多为实证，包括湿热、寒湿、气滞、血瘀、肝郁等。相应采取清热、利湿、驱寒、行气、活血、疏肝等治疗方法。

28. 中医男科常用治法是什么？

汗、和、下、消、温、清、吐、补八法。

29. 中医男科常用的外治方法有哪些？

常用的有中药坐浴、中药灌肠、穴位敷贴、针刺、多种灸法、蜡疗等。其中，中药坐浴、中药灌肠对于缓解慢性前列腺疾病的症状有较好的作用；穴位敷贴对于预防疾病反复有一定作用；针灸对于多种男科疾病有疗效。

30. 穴位按摩有助于男科疾病康复吗？

恰当的穴位按摩的确有助于疾病的康复。对前列腺疾病，可以按揉会阴穴；对性功能障碍疾病，可以按揉气海穴、关元穴、肾俞穴。手法包括手指指腹点按、手掌的大小鱼际揉擦或握空心拳轻轻叩击。每次 5～10 分钟，贵在坚持。

31. 中医男科常用煎药方法是什么？

一般煎药用水量以浸过药面 3～5cm 为宜，煎 2 次即可。一般先用急火翻滚后改用慢火，解表及泻下药物时间短些，补益剂时间长些。

32. 中药服药时间是如何规定的？

病在上焦宜饭后服用，病在下焦宜饭前服用，补益药物宜空腹服用，泻下药物宜空腹服用，安神药物宜睡前服用，胃肠功能弱的患者饭后服用。

33. 古代的计量单位同现代的单位常规换算关系是如何界定的？

一斤＝16 两＝0.5kg＝500g，一两＝31.25g，一钱＝3.125g，一分＝0.3125g，一厘＝0.03125g。

34. 中医男科常用补益剂的注意事项是什么？

辨别清楚虚实的真假，注意真虚假实同真实假虚；对于虚不受补的患者先顾护脾胃；补益药物不可滋腻太过。

35. 中医男科常用补气基本方是什么？

四君子汤是补气基本方，由人参、白术、茯苓、甘草四味药物组成，是治疗脾胃气虚证的常用方剂。

36. 中医男科常用补血基本方是什么？

四物汤是补血基本方，由熟地、当归、川芎、白芍四味药物组成，是治疗血虚证、外伤瘀血阻滞的常用方剂。

37. 中医男科常用补肾阴基本方是什么？

六味地黄丸是补肾阴基本方，由熟地、山萸肉、淮山、泽泻、牡丹皮、茯苓六味药物组成，是治疗肾阴虚证的常用方剂。

38. 中医男科常用补肾阳基本方是什么？

肾气丸是补肾阳基本方，由熟地、山萸肉、淮山、泽泻、牡丹皮、茯苓六味药物组成的六味地黄丸加附子、桂枝共八味药物组成，是治疗肾阳虚证的常用方剂。

39. 男科常见补气药物间作用强弱如何？

补气药物由于地域、作用机制等不同功效方面也有较大区别，补气能力依次为高丽参、普通红参、黄芪、党参、太子参等。

40. 常见的男性不育的诊疗方法是什么？

对于男性不育患者，要求收集夫妻双方详细的病史，认真详细的体格检查，结合现代理化超声等检查，初步明确诊断。针对病因辨证论治。

41. 常见男科补阳中药鹿茸有何功效？

壮肾阳、益精血、强筋骨、调冲任、托疮毒。常用来治疗阳痿、早泄、宫寒不孕、腰膝酸痛、发育迟缓、疮疡久溃不敛等。

42. 常见男科补阳中药淫羊藿有何功效？

温肾壮阳、强筋骨、祛风湿。常用来治疗肾阳虚的阳痿、不孕、尿频、筋骨痹痛、风湿麻木等。

43. 常见男科补气中药人参有何功效？

大补元气、补脾益肺、生津安神。常用来治疗气虚欲脱、脉微欲绝的危重证候；肺气虚弱的气喘、自汗等；脾气虚证候；热病气津两伤证及血虚气虚的阳痿等。

44. 针灸在男性疾病的治疗上常选用哪些穴位？

主要选用肝经、肾经、膀胱经、任脉及督脉的穴位。常选用肾俞、肝俞、太冲、中极、关元、气海、足三里、命门、腰阳关、三阴交等。

45. 阴囊湿疹的中医病机是什么？

阴囊湿疹多因外感风湿热之邪、湿热内生，或阴虚之体复感外邪，乘风而入致脏腑失和、气血经络阻塞蓄于阴囊皮肤而发。

46. 精索静脉曲张的中医病机是什么？

先天禀赋不足、肝肾亏虚、情志不遂、湿热下注等致气血运行障碍，筋脉失养，日久则瘀血停滞、脉道阻塞以致脉络迂曲。以上是本病病机特点。

47. 精索静脉曲张的中医治疗原则是什么？

本病无症状者不需要治疗。对于精索静脉曲张所致精液明显异常影响生育者，以手术治疗为主。中医治疗原则以滋补肝肾、行气活血、化瘀通络为主，兼疏肝理气、温补肾阳、清理湿热。

48. 前列腺炎的中医病因是什么？

饮食不节、性事不洁、忍精不泄、湿热之邪淤积。

49. 前列腺炎的中医病机是什么？

湿热之邪久郁不清，致腺体脉络阻塞，淤浊阻滞。

50. 前列腺炎的中医治疗原则是什么？

清热利湿，祛淤排浊。病程日久可出现寒热错杂，阴阳失衡而寒温并用，补阴壮阳。

51. 中医说的"精"是指精液吗？

不是。中医学精、气、血、津、液学说中"精"的概念，源自中国古代哲学气一元论中的精气说。"精"在中医学上，其义有 5：①精泛指构成人体和维持生命活动的基本物质。精包括先天之精和后天之精。禀受于父母，充实于水谷之精，而归藏于肾者，谓之先天之精。由食物化生的精，称为水谷之精。泛指之精又称为广义之精。②精指生殖之精，即先天之精。系禀受于父母，与生俱来，为生育繁殖、构成人体的原始物质，相当于西医的精液。生殖之精又称为狭义之精。③精指脏腑之精，即后天之精。脏腑之精缘于摄入的食物，通过脾胃的运化及脏腑的生理活动，化为精微，并输送到五脏六腑，故称为五脏六腑之精。④精是精、血、津、液的统称。实为生命物质气、血、精、津、液的概称。⑤精指人体正气。

52. 频繁性生活影响男性生育吗？

我们都知道，规律的性生活，可以促进精液的新陈代谢，过频繁则不然。频繁性生活属于中医的房事过度或者房劳，房室太过则易损精血，肾气虚损则生殖之精无法化生。精少精薄，则生育无能。这与现代医学中性生活过于频繁致单次排精精液量少、精子数量减少而影响生育的观点一致。建议备孕期间 2～3 次/周，排卵期可以根据身体情况适当增加性生活频次。

53. 中医怎么治疗少精子症？

少精子症是导致男性不育的主要原因。肾藏精，主生长发育、生殖、肾气的盛衰、原动力。肾所藏的精气即肾精。肾精需要后天脾胃滋养，一般以培元生精、调精种子等治疗。因此，在临床治疗中，应特别注重综合治疗，同时遵循《黄帝内经》中"阴成形"的治法，服用养阴药，滋阴可以形成有形之体，也就是促进精子生成。服药期间应忌烟、酒、辛辣，避免劳累，房事规律。另外，为提高受孕率，应对患者的配偶进行针对性检查和治疗，避免影响疗效，适当增加生活调养，锻炼身体，增强体质，以利养精生精，做好心理疏导，解除忧虑，使患者情绪乐观、起居规律、树立恒心、按时服药，则精子活动能力自然旺盛。

54. 中医怎么治疗弱精子症？

弱精子症属精液异常的范畴，是导致男性不育的主要原因。一般以补肾阳滋肾阴、调整阴阳等治疗。因此，在临床治疗中，应特别注重综合治疗，借鉴《黄帝内经》中"阳化气"的治法，用温阳的药物促进精子运行，改善弱精子症。

55. 中医怎么治疗畸形精子症？

中医治疗畸形精子症取得了一定的疗效。中医是在辨证的基础上增加活血化瘀的药物，类似西医的抗氧化治疗。辨证论治方面，主要认为患者脾肾亏虚、湿盛血滞、肾阳不足、肾气不足、相火过旺、湿热蕴结、肾虚血瘀等，且多为复合证型，治疗多选用补肾精、壮肾阳、滋肾阴、活血、利湿、健脾等。由此可见，补肾、活血、利湿为目前最为常用的治疗方法，故而在临床治疗中可参考选用。

56. 中医怎么治疗精液不液化？

现代中医学专家认为精液液化异常的病变脏腑多为肾、脾、肝，病性多与"湿热""精寒""痰湿""相火盛"等相关。多认为病机是肾阴不足，阴虚火旺，真阴暗耗而精液稠厚；或水湿运化失常，聚湿为痰，痰火扰乱精室，使精热而黏；或阳气不足，精寒而凝。中医多以清热祛湿、健脾化痰、补肾活血为法，辨证论治。

57. 中医怎么治疗精索静脉曲张？

精索静脉曲张是现代医学的病名，中医并无此病名，但文献中有诸多相类似的记载，如"筋疝""筋瘤""偏坠"等。历代医家对本病的病因病机论述较多，多认为本病与瘀血、寒湿、肝郁、肾精亏虚等有关，病位多涉及肝、脾、肾诸脏，病性虚实夹杂。中医治法以清热利湿、行气活血、通络止痛为主，根据不同辨证，分别采用清肝胆湿热、疏肝行气、益气养血、活血化瘀、通络止痛。

58. 古代房中术指什么？

古代房中术即中国古代的性科学。从现代性科学的观点来看，房中术主要包含有关性的常识、性技巧、性功能障碍治疗与受孕等方面，同时它又不局限于性，而是把性与气功、养生结合在一起，和追求长生不老或延年益寿结合在一起。目前从史籍中看到的是，它最早出现于汉代，而且和道家关系极为密切。长期以来，房中术被人们涂上一层神秘、玄虚的色彩，但实际上它在很大程度上代表着中国古代的性学理论。

59. 古代房中术主要的内容有哪些？

房中术是古代研究性生活与养生关系的一门学问，也称接阴之道、阴道、合阴阳之方、接阴阳之术、阴阳之术、御妇人术、玄素之术、补导之术等，其内容大致包括性保健术、秘戏术（性技巧）、优生种子术等。

60. 中医如何认识遗精？

中医认为遗精的基本病机多为火热或湿热下扰精室，致精液开合失度而外泄，病变涉及心、肝、脾。脾肾本虚，脾之固摄、肾之藏精功能失职，致精关不固，精液滑脱，病变与脾肾关系密切。病久不愈，精血亏虚，伤及奇经八脉，致气机、阴阳失调，或奇经虚损，致淫邪侵袭，成劳成痹，相互各成因果，因而疾病迁延难愈。

61. 中医如何治疗遗精？

中医根据遗精的虚实之别，提出治疗遗精的基本原则为清泻、固摄或清固兼施。辨证时应当先辨别是生理性遗精还是病理性遗精，再辨别病之新久虚实与病之因果关系。临床分为 5 种证型治疗：①心肾不交型，选用黄连清心饮合封髓丹加减，滋阴降火。②阴虚火旺型，选用大补阴丸加减，壮水制火。③肾气不固型，选用济生秘精丸加减，补肾温阳，固涩精关。④湿热下注型，选用萆薢汤加减，清热化湿。⑤心脾两虚型，选用归脾汤加减，补益心脾。同时，注重本病的预防保健，嘱咐患者合理起居饮食，适当运动，适当性生活。

62. 男性不育应慎用的中药有哪些？

中药治疗男性不育体现出极大的优势，在治疗男性不育上取得了巨大的成果。但随着对中药的进一步研究，发现一些中药具有生殖毒性，对男性不育患者有极大的影响，因而在临床上应慎重使用，如①棉花籽：目前专家们正利用棉花籽中的棉酚作为男性避孕药。②雷公藤：成人每天服用本品 10～20g，连用 14 天，即可导致精子减少，连用 60 天则可杀死大部分精子，停药 3 个月后精子数明显增多或恢复正常。③七叶一枝花：其提取物有较强的体外杀精作用。④蚯蚓（地龙干）：蚯蚓水煎剂的乙醇提取物（蚯蚓粉）及其成分之一琥珀酸，可使人精子失活。⑤苦参：具有较强而迅速的体外杀精作用。苦参使人精子瞬间失活的最低占比为 15%，其杀精方式主要为碎解精子。⑥油茶籽：油茶籽皂式可在 20s 内抑制鼠精子和人精子。⑦猪胆、山慈姑、土贝母、满天星、肥皂草等的提取物或皂式都有不同程度的杀精作用。⑧乌梅、川楝子、路旁菊、白头翁、贯众、石榴皮等在体外可使精子失活（1min 内），而乌梅、川楝子在临床使用中较多，在使用时也应慎用。

63. 男性不育患者如何食疗？

（1）富锌食物：植物性食物中含锌量比较高的有豆类、花生、小米、核桃、芝麻等；动物性食物中，以牡蛎含锌最为丰富，此外，牛肉、鸡肝、蛋类、猪肝等含锌也较多。

（2）动物内脏：这类食物中含有较多的胆固醇，其中，约 10% 富含生物激素和性激素。适当食用这类食物，对增强性功能有一定作用。

（3）滑黏食物：精氨酸是精子形成的必需成分，并且能够增强精子的活动能力。外表滑黏的食物富含精氨酸，如鱼鳔、雪蛤膏、鳝鱼、海参、墨鱼、章鱼、泥鳅等。

64. 早泄患者如何食疗？

早泄的病因为肾失封藏，精关不固。因此在食疗上应注重使用固肾涩精的食物。如①金樱子粥。金樱子粥的主要特点是收涩固精、止遗固泄。方中主药金樱子味酸而涩，功专固精，配合辅料粳米以健脾益气、平和五脏、益精强志，两者相辅相成，尤其适用于脾肾不足、下元不固所致的神疲乏力、腰膝酸软、遗精早泄等。②山药莲子粥。莲子具有涩精的作用，同时还能养心安神，山药则能补肾养阴，配合红枣以养血补血，能补肾涩精，养心安神，起到心肾同补的功效，适用于心肾不足引起的失眠多梦、遗精早泄等。

65. 中医如何治疗早泄？

早泄多由情志内伤、湿热侵袭、纵欲过度、久病体虚所致。中医根据症状，将早泄分为 4 种证型：①肝经湿热证。主要表现为过早泄精、阴茎易举、阴囊潮湿、口苦咽干、胸胁胀痛、小便短赤等，治法为清泄肝经湿热，方多用龙胆泻肝汤。②阴虚火旺证。主要表现为过早泄精、性欲亢进、头晕目眩、五心烦热、腰膝酸软、时有遗精等，治法为滋阴降火，方多用知柏地黄丸。③心脾亏损证。表现为早泄、神疲乏力、形体消瘦、心悸、食少便溏，治法为补益心脾，方多用归脾汤。④肾气不固证。表现为早泄、性欲减退、腰膝酸软、夜尿清长、怕冷，治法为益肾固精，方多用金匮肾气丸。

66. 阳痿患者如何食疗？

阴茎在古代称为"宗筋"，宗筋作强有赖于肝、肾、脾精血之濡养。阳痿患者多因身体羸弱，先天不足，或后天失养，体内阴阳失调，精血亏损，其证虚多实少，尤宜食血肉有情之品，其意在补精填髓，固肾壮阳，滋养气血。对于肾精亏损者，选用血肉有情、填精补髓的食物，如紫河车、鱼肚、哈士蟆、羊骨髓、鸽肉等；对于肾阳虚损、命门衰微者，选用甘温的食物，如鹿肉、鹿鞭、狗睾、鸡睾、麻雀、雄蚕蛾、韭菜、对虾等；对于阴虚火旺者，选用墨鱼、龟肉、鳗鱼、田鸡、鳖、牡蛎等。在食物搭配上也要有所讲究，要注意食物的寒热搭配，如在助阳食物中，为防止温燥太过，可加入西洋参、沙参等清补之品；在辛辣食物中，可加入少许醋，可减辛辣之味，诸如此类，补而不过，宗筋渐强。

67. 中医如何治疗阳痿？

中医认为阳痿的病因主要为劳伤久病、饮食不节、七情所伤、外邪侵袭。病机为脏腑受损、阴阳失调、气血不畅或经络阻滞，导致阴茎失养。阳痿的治疗宜审证求因。实证者，肝郁宜疏泄，湿热宜清利，血瘀宜活血，惊恐伤肾当益肾宁神；虚证者，心脾两虚当健脾养心，命门火衰当温肾填精，阴精亏虚当滋阴养筋。

68. 慢性前列腺炎患者如何食疗？

前列腺炎一般可分湿热下注、气滞血瘀、阴虚火旺、肾阳虚衰四证。前两证属实，后两证属虚。临床单独出现者少，虚实夹杂者多。大多慢性期虚多实少，急性发作期实多虚少。对于阴虚火旺的患者，在食疗上可选用较为清补养阴之品，如冬瓜、水鸭、山药、莲子、粳米、西洋参、百合、石斛等。对于肾阳虚衰的患者，在食疗上可以选用较为温阳之品，如核桃、巴戟天、淫羊藿、枸杞子、海马、羊肾等。在烹调上要注意勿加辛辣，因为辛辣食物会加重前列腺炎症状。对于湿热下注的患者，可选用较为清利之品，如马齿苋、薏苡仁、绿豆等。对于气滞血瘀的患者，可选用疏肝活血之品，如田七、当归、赤小豆等。

69. 中医如何认识慢性前列腺炎？

中医认为本病以肾虚为本，湿热为标，郁滞为变。湿热下注，蕴结下焦，侵犯精室，导致膀胱气化失司，水道不利；湿热日久，致精道精室气滞血瘀，浊瘀败精阻于精室；热久伤阴，肾阴亏损，相火亢盛，内蕴精室；肾气衰弱，肾精亏虚，经脉失养或封藏失职，皆可导致本病。

70. 中医如何治疗慢性前列腺炎？

①标本兼治：湿热、血瘀、肾虚为本病之病机，湿热、血瘀为标，脾肾两虚为本，故湿热型用清热利湿法，佐以健脾补肾法；脾肾虚型用温补肾阳、健脾祛湿法。治疗应以"标本兼顾，利湿通瘀补虚"为总则，既要清利湿热、化瘀通络治标，也要补虚扶正固本，临床运用时适当加入补肾益气、通络之品可取得良效。②活血化瘀贯穿始终：目前大部分医家发现几乎所有慢性前列腺炎患者均存在血瘀症状，而且认为血瘀是本病的共有病机，故在治疗上多将活血化瘀的治则贯穿始终，每获良效。近年来中医的治疗从偏重湿热之邪转变为湿热瘀血并重，清热利湿、活血化瘀成为慢性前列腺炎论治的基本方法。

71. 中医如何认识前列腺增生？

中医将前列腺增生归为"癃闭""淋证"范畴，以小便不利、点滴而短少为临床特征。常见病机有湿热下注、气滞血瘀、脾肾气虚等。年老体衰、肾气亏虚是前列腺增生的发病基础，瘀血、痰浊、湿热是基本的病理因素，劳力过度、情志刺激、外感六淫、饮食不节是常见的发病条件，本虚标实是基本病机特点。

72. 中医如何治疗前列腺增生？

治疗上常采用活血化瘀、利尿通淋、清热解毒、补脾益肾等治则。中医药防治前列腺增生具有疗效确切、毒副作用小、从整体调节及改善病情等优势，常用川芎、丹参、王不留行、车前子、黄芩、川牛膝、黄芪、党参等中药，常用泽桂癃爽胶囊、前列舒通胶囊等中成药，一些临床常用方剂也具有很好的疗效，如补中益肾逐瘀汤、补肾散结汤、软坚消瘀汤、益气通瘀汤等。

73. 如何保健前列腺？

①避免受凉：宜在硬板凳上加一薄棉垫坐之，以防会阴部受凉；同时要预防全身受凉，以免并发上呼吸道感染或肠道感染，加重尿路梗阻。②避免久坐：每坐不要超过 1h，中途行走 5～10min。更不宜久骑自行车。③避免酗酒：饮酒者，晚餐时不要超过 50mL。如合并尿路感染或尿潴留，则宜戒酒，最好滴酒不沾。④合理饮食：勿喝浓茶、咖啡，忌食辛辣刺激性食物，减少动物蛋白摄入量，多吃蔬菜、南瓜子以及海带、海蜇、紫菜、牡蛎、鳖、山慈姑、芋艿等软坚散结食物。⑤保持心情舒畅：避免紧张、忧愁、恼怒，以免气机郁滞，膀胱气化不利，加重尿路梗阻；同时还要增强信心，坚持治疗。⑥坚持体育锻炼：锻炼宜量力而行，持之以恒，不宜剧烈运动，操之过急，全身活动如散步、打太极拳，局部锻炼如提肛、热水坐浴等。⑦保持二便调匀：切勿憋尿。憋尿可引起前列腺充血。便秘可加重尿路梗阻，宜加服麻仁丸以润肠通便。腹泻可诱发前列腺炎、后尿道炎，宜佐膳怀山药、薏苡仁，加服参苓白术丸或香连丸等健脾止泻。

74. 中医如何认识血精？

祖国医学对血精有独到见解，精藏于精室，为肾所主。精室出血，则为热入精室，损伤血络，迫血妄行，血随精出。其因或瘀血败精内停，阻滞血络，血不归精；或脾肾气虚，不能统摄血液等。肾对生殖之精的固泄，是通过控辖精宫而实现的。而精由血所化生，倘若肾脏偏虚，则精血俱下。可见血精病位在精宫，而根本则在肾。而其病因，或因劳损伤脾，肾不固摄；或阴虚火旺，血络受伤；或湿热下注，血络受损；或脾气虚弱，气不摄血；或心火炽盛，肾阴虚损。

75. 血精病患者如何食疗？

血精是男方性交时射出含有带血的精液，本症多由精囊炎、精囊结石及结核等病引起。食疗方法茅根饮：鲜藕 100g，鲜茅根 100g，赤小豆 60g。鲜藕洗切片，鲜茅根切碎，3 味用水煮汁，代茶饮。治湿热型血精。芡实莲子粥：芡实 10g，莲子 15g，红枣 10g，粳米 50g。莲子去皮心，加芡实、红枣肉，合粳米、砂糖煮粥。治气虚型血精。

76. 有哪些治疗血精的小验方？

藕节（藕一节一节的连接处）适量煮水喝，具有凉血止血的作用。简便易得。

77. 中医如何治疗男性不育？

中医治疗男性不育的特点是以综合调治、药物治疗为主，运用大量的专方专药，如治疗不育的五子衍宗丸等至今仍广泛运用。同时应用针灸、按摩等治疗，强调心理疏导、饮食宜忌在男性不育治疗中的作用。治疗由少精子症、精子活力低下症所致的男性不育以补肾填精为要旨。补肾是中医治疗男性不育的一个重要方法，它不仅用于肾虚一证，在各种不同病因所致男性不育的治疗过程中也往往不同程度地被运用。由于肾有阴阳之分，肾阴、肾阳偏胜的病理性质及其程度不同，因而补肾又有温阳、滋阴、降火、活血等不同的具体治法。补肾中药在调整下丘脑-垂体-性腺轴的功能以及内分泌的异常、改善精子的质量、调节免疫功能等方面对男性助育有显著功效。

78. 中医认为男性不育的原因有哪些?

历代医家都强调肾精在男性生育中的重要作用,认为肾精的盛衰决定着男子的生育能力,肾精亏虚是男性不育的主要原因。肾是先天之本,是发育生殖之源。肾为天癸之源,天癸是促进生殖功能成熟的一种物质,能促使"任脉通,太冲脉盛",调节精液的生成及排泄,从而使机体具有生殖能力。《素问·上古天真论》说:"丈夫……二八,肾气盛,天癸至,精气溢泻,阴阳和,故能有子……七八……天癸竭,精少,肾脏衰……"临床上常见肾虚夹瘀血阻滞。关于男子不育的血瘀因素,古人有"精瘀窍道"之说,中医的"难病从瘀""久病入络"可为血瘀不育提供理论依据。

79. 中医如何补肾?

中医补肾比较有讲究,比如食疗、药疗、酒疗。中医在补肾方面还提出"以形补形",常用各种雄性动物的生殖器官温补肾阳虚的肾虚。如果发现肾虚,可以到当地正规医院,寻求医生的辨证论治,有针对性的药物治疗。

80. 生精胶囊可以治疗男性不育吗?

中医研究认为,男性不育与肾精亏虚有密切关系,精少、精气衰则生殖功能衰退,精血不足、肾气虚弱为男性不育的发病机制。中医治疗男性不育的主要方法为补肾,通过补肾改善精子质量、调整内分泌异常、调节免疫功能以及对下丘脑-垂体-性腺轴的功能进行调整。生精胶囊主要由鹿茸、冬虫夏草、黄精、菟丝子、枸杞子、人参等 10 味中药组方而成,有益肾补精、活血化瘀、培补肾阴、益气补血、固精壮阳的功效,可提高机体素质和能力,改善机体营养状况,以及提高精子的质量和数量。

81. 治肾虚时怎么选择地黄丸？

市面上有很多种地黄丸，如六味地黄丸、知柏地黄丸、杞菊地黄丸、桂附地黄丸等，治肾虚时应该怎样选择地黄丸呢？首先，肾虚在中医上包括肾阴虚和肾阳虚，肾阴虚是肾阴亏损、失于滋养、虚热内生所表现的证候，主要有腰膝酸痛、头晕耳鸣、失眠多梦、五心烦热、潮热盗汗、遗精早泄、咽干颧红、舌红少津无苔、脉细数等虚热症状。肾阳虚是肾阳虚衰、温煦失职、气化失权所表现的一类虚寒证候，主要有腰膝酸软而痛、男子阳痿早泄、女子宫寒不孕、畏寒肢冷、浮肿（腰以下为甚）、小便频数、清长、夜尿多、舌淡胖苔白、脉沉弱而迟等虚寒症状。出现肾阴虚症状时应选择六味地黄丸；当虚热症状较重时，如口干咽痛、小便短赤，可选用知柏地黄丸；当肾阴虚症状兼有畏光、迎风流泪、视物昏花等肝阴亏损等症状时，可选用杞菊地黄丸；出现肾阳虚症状时应选择桂附地黄丸。根据自身的症状辨清肾阴虚还是肾阳虚，选择正确的地黄丸才能做到真正补肾，才能起到治疗的效果。

82. 什么是肾气虚？

顾名思议，肾气虚包括肾虚和气虚两方面。临床表现包括面色白、倦怠乏力、少气懒言、自汗等气虚表现和腰膝酸软、脱发、牙齿松动等肾虚表现。若肾气虚失于固摄，会出现遗精、滑精、早泄。若肾气虚无力气化膀胱就会出现尿频、尿不尽等。

83. 什么是肾精不足？

肾精是指所藏先天之精和后天之精的总称。先天之精来源于父母，后天之精来源于饮食。肾精的主要功能是促进人体的生长发育与繁殖，是生命活动的基础物质。肾精能调节脏腑之精，供其活动需要；能生髓、养骨、补脑，并参与血液的生成，提高机体的抵抗能力。

若肾精不足，成年男性具有阳痿、早泄、少精、弱精等生殖功能减退表现，以及耳鸣、发脱、牙齿松动、健忘等早衰表现。

84. "一滴精十滴血"，是真的吗？

"一滴精十滴血"说明了"精"对于人体非常重要。中医认为精血同源，即"精"与"血"均化生于后天精微。精液流失就是气血的耗失，会对人体产生不利影响。所以这句话可以理解为过度纵欲对人体健康有害，我们应该惜精、保精。并不真的是"一滴精＝十滴血"。

85. 针灸可以治疗男性不育吗？

针灸是我国传统医学的瑰宝之一，有不少学者曾用针灸治疗男性不育，取得了较好的疗效，但目前在作用机制研究及大样本数据上缺乏不足，疗效具有不确定性。同时对针灸治疗男性不育的适应证、禁忌证和安全性，需要在临床上进行更多的研究。因此目前针灸不适宜作为单纯治疗男性不育的方法，可以在药物治疗的基础上，给予针灸治疗，联合治疗男性不育。

86. 为什么治疗男科病不能一补了之？

一提男科病，大家脑海中浮现的就是补肾、壮阳、大补等词语。但是在临床工作中，真是这样吗？

在中医治疗上，要分清虚实，虚证才能补，实证不仅不能补，而且需要泻实。如果属于虚证，也不能一味大补，要分清气血阴阳的不足，气虚者补气，血虚者补血，阴虚者养血，阳虚才能补阳。同时，由于人们生活习惯的改变，如长期熬夜、喜食肥甘厚味等，高血压、高血脂、高尿酸血症、高血糖等代谢紊乱的人越来越多，而这些基础疾病容易引起性欲低下、阳痿、弱精等男科问题。对于这类情况，就更不能一味大补，需要辨证施治，予以利湿、化痰、活血等治疗方法。如果方法错了，不仅没有治疗作用，还会有副作用。

87. 中医说的肾虚怎么判断？

中医上的肾虚是指肾脏精气阴阳不足。肾虚一般分为肾阴虚、肾阳虚。肾阴虚的症状为热。肾阳虚的症状为寒。

88. 什么是肾阴虚？

肾阴虚是肾虚的一种类型，指肾脏阴液不足之证，又称肾水不足或真阴不足，是肾阴亏损、失于滋养、虚热内生所表现的证候。多由久病耗伤，或禀赋不足，或房劳过度，或过服温燥劫阴之品所致。肾阴主全身之阴，属"水"，对身体各个脏腑组织器官具有滋养、濡润的作用。肾阴到达全身脏腑组织器官，则转变为脏腑组织器官之阴。若肾阴虚衰，则各个脏腑组织失去滋养，就会引起一系列疾病。临床表现主要有头晕耳鸣、腰膝酸痛、失眠多梦、潮热盗汗、五心烦热、咽干颧红、齿松发脱、形体消瘦、小便短黄或大便干结、舌红少津、脉细数，男子兼见阳强易举、遗精、早泄等。

89. 什么是肾阳虚？

肾阳虚是肾虚的一种类型，指肾脏阳气虚衰、失于温煦之证，是肾阳虚衰、温煦失职、气化失权所表现的一类虚寒证候。多由素体阳虚，或年老肾亏，或久病伤肾，以及房劳过度等因素引起。肾阳虚主要表现为神疲乏力、精神不振、活力低下、易疲劳；畏寒怕冷、四肢发凉（重者夏天也凉）、身体发沉；腰膝酸痛、腰背冷痛、筋骨萎软；性功能减退、阳痿、早泄等；小便清长、余沥不尽、尿少或夜尿频多；听力下降或耳鸣；记忆力减退、嗜睡、多梦、自汗；虚喘气短、咳喘痰鸣；五更腹泻，或者便秘；身浮肿，腰以下尤甚，下肢水肿；小腹牵引睾丸坠胀疼痛，或阴囊收缩，遇寒则甚，遇热则缓；须发易脱落、早白；形体虚胖或羸瘦；反映在面部则色青白无光或黧黑等。

90. 中医说的"肾"和西医说的"肾"有何不同？

西医的肾脏指的是一个身体器官，在腰椎骨的两边，左右各一，属于泌尿系统的一部分，负责过滤血液中的杂质、维持体液和电解质的平衡，最后产生的尿液经尿道排出体外；同时也具备内分泌的功能以调节血压。中医的肾主要是功能上的作用。中医认为肾主先天，主要生理功能是藏精、主水、主纳气、主生殖、主骨生髓，是人体生长、发育、生殖之源，是生命活动之根本，因而中医的肾并不单纯指西医实实在在的器官——肾脏，它的功能范围涉及西医学里的内分泌系统、生殖系统、泌尿系统、运动骨骼系统、呼吸系统、神经系统、免疫系统等多个系统。

91. 喝中药期间怀孕怎么办？

一般来说治疗不孕不育类中药多属补肾填精类，具有培元固本、益气健脾、补肾安胎之效。若是这种情况，怀孕停药即可，无须再服，所服之药对胎儿亦无毒害作用。若属其他情况，则应告知主管医生，确定有无攻伐、破血行气之品，由医生决定是否停药。

92. 阳痿就是肾虚吗?

阳痿不一定是肾虚,肾虚证临床表现一般为腰膝酸软、头晕耳鸣、四肢乏力,或伴阳痿、早泄。中医治病重在辨证论治,阳痿除了肾虚证型,还可表现为心脾两虚、湿热下注、肝郁气滞等证型。心脾两虚可见夜寐不安、食少乏力、心悸健忘、面色无华、舌质淡、苔薄白、脉细。湿热下注者可见阴囊潮湿、小便黄赤、舌质红、苔黄腻、脉弦。肝郁气滞则表现为善太息、胸胁胀闷、烦躁易怒、舌质红、苔薄白、脉弦。临床应根据舌脉、体征,个体化治疗阳痿。即使是肾虚又可分为恐惧伤肾、命门火衰,需要辨证论治。

93. 壮阳药一定壮阳吗?

首先,这里的壮阳药应该为补肾助阳类中药。补肾助阳药基本上都具有补肾阳的作用,然而补肾阳之力又有差异。其中杜仲、菟丝子、沙苑子、韭菜子补肾阳之力较弱,淫羊藿、巴戟天、仙茅补肾阳之力相对较强,葫芦巴、阳起石补肾阳之力更强。除壮阳外,补肾阳类药亦可益精血、强筋骨,如鹿茸、紫河车;祛风湿,如仙茅之类;补肺纳肾平喘,如蛤蚧、冬虫夏草。

94. 壮阳药酒适合哪些类型的男性?

壮阳药酒适合肾阳虚、肾气虚男性,此类男性临床可表现为面色㿠白或黧黑、畏寒肢凉、腰膝酸冷、头晕耳鸣、阳痿早泄、性欲冷淡、小便清长、五更泄泻、夜尿频、舌淡、苔白、尺脉沉无力。该症以老年人多见,可同时伴有前列腺增生、阳痿、早泄、男性不育等症。肾气虚者,运用壮阳药可补肾纳气,临床除肾虚表现外,还可见小便余沥不尽、遗精滑精、阳痿早泄。肾阴虚者不宜服用,以免造成肾阴干涸。

95. 早泄会导致男性不育吗？

一般来说早泄不会导致男性不育，但若阴道内射精潜伏期过短、阴茎未插入女方阴道就已射精、反复不能完成阴道内射精，则可影响生育，即原发性早泄可能导致不育。能够完成阴道内射精，精子就可通过阴道，进入宫颈、输卵管，可完成受精。性生活时间长短与生育力无直接关系，是否能够受孕与精子质量，如精子浓度、精子活力、精子形态密切相关。

96. 早泄就是肾虚吗？

早泄不一定是肾虚，中医辨证依据患者症状、舌脉象。早泄可分为肝经湿热、阴虚火旺、心脾两虚等证型。肝经湿热证患者临床可见口干口苦、阴囊潮湿、烦躁易怒、舌苔黄腻、脉弦滑；阴虚火旺证常表现为五心烦热、腰膝酸软、性欲亢进、时有遗精、舌质红、少苔、脉弦细；心脾两虚证临床表现同上述阳痿辨证。因此，从中医角度来看，早泄不一定都是虚证，亦有实证者。但临床见大部分早泄患者伴有肾虚症状，并且肾气不固。

97. 阳痿、早泄是一回事吗？

阳痿和早泄不是一回事。阳痿，又称为勃起功能障碍（ED），是指男性不能持续获得和维持足够的阴茎勃起以完成满意的性生活，勃起功能障碍（ED）是常见的性功能障碍之一。目前早泄定义尚未达成共识，但基本包含三要素：较短的射精潜伏时间、缺乏射精的控制能力，以及由这两方面对患者和性伴侣造成的困扰和人际交往障碍。因此阳痿强调的是痿而不举，举而不坚，坚而不久；早泄强调的是对射精的控制力降低。临床上阳痿、早泄常合并存在，两者均可对患者及其性伴侣造成困扰，影响性生活质量。

98. 阳痿会导致不育吗？

阳痿一般情况下不会影响生育，但如果阴茎勃起时只是充血增大、轻微勃起而不能插入女方阴道，不能完成阴道内射精，则可导致男性不育。若能完成阴道内射精，阳痿与不育症则无必然联系，男性不育与精液质量关系密切。

99. 阳痿治疗是不是一定要壮阳？

不一定。中医药的治疗重在辨证论治，壮阳药适用于肾阳虚衰型阳痿。而对于肾阴亏虚、心脾两虚、瘀血阻滞、湿热下注、肝郁气滞型阳痿，盲目使用壮阳药不仅无明显疗效，还可能加重病情。如肾阴虚型，治疗当滋肾养阴填精；肝郁气滞者，当重在疏肝理气；湿热下注者，当清利湿热；瘀血阻滞者，当活血化瘀通络。临证应分清寒热虚实，不可盲目壮阳，以免造成肾阴枯竭，反而加重病情。

100. 阳痿都要补肾吗？

阳痿不一定都要补肾，临床上需要辨证论治。若患者出现腰膝酸软、头晕耳鸣、四肢乏力、烦躁易怒、性欲亢进、舌质红、少苔、脉细数，当补肾滋阴；若患者性欲冷淡、畏寒肢冷、腰膝酸软，可能为肾阳虚，当补肾壮阳。若辨证为肝经湿热、瘀血阻滞、心脾两虚，则不需要补肾，而应清热利湿、活血化瘀通络、补益心脾、养血安神。